AF296673

FORMULAIRE

DES

MÉDICAMENTS NOUVEAUX

ET DES

MÉDICATIONS NOUVELLES

FORMULAIRE

DES

MÉDICAMENTS NOUVEAUX

ET DES

MÉDICATIONS NOUVELLES

PAR

H. BOCQUILLON-LIMOUSIN

PHARMACIEN DE 1re CLASSE
LAURÉAT, MÉDAILLE D'OR DE L'ÉCOLE DE PHARMACIE
MEMBRE DES SOCIÉTÉS DE PHARMACIE
ET DE THÉRAPEUTIQUE

Avec une introduction

PAR

Henri HUCHARD

MÉDECIN DE L'HOPITAL BICHAT

6e édition, revue, corrigée et augmentée.

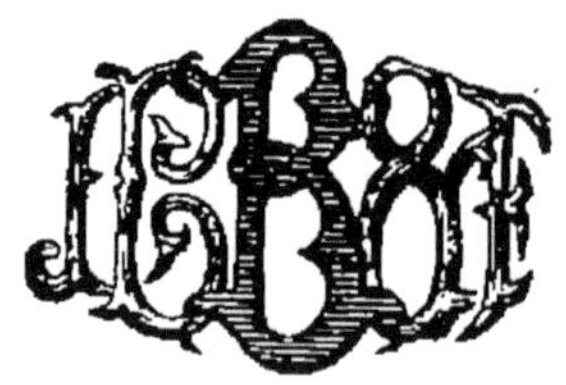

PARIS

LIBRAIRIE J.-B. BAILLIÈRE ET FILS

19, rue Hautefeuille, près du boulevard Saint-Germain

AVANT-PROPOS
DE LA SIXIÈME ÉDITION

En faisant réimprimer pour la sixième fois le *Formulaire des médicaments nouveaux*, je ne me suis pas contenté d'une revision sommaire : j'ai fait de nombreuses et importantes additions, à mesure que les nouveautés se produisaient.

Je citerai en particulier : *Alangine, Alæ pictum, Alphol, Antipyonine, Brométhylformine, Acide cathartinique, Chlorate de soude, Cristalline, Diaphtol, Diiodoforme, Ferratine, Gaiacol-iodoforme, Gallate de mercure, Glycérophosphates, Glycozone, Iodoformine, Iodure de Rubidium, Lorétine, Lycétol, Manacine, Naphtol diiodé, Nectandra amara, Neurodine Paico, Paraforme, Résol, Salécétol, Salumine, Sérothérapie, Suc pulmonaire, Sulfocaféate de soude, Tannal, Thermodine, Thioforme, Vasogène,* etc., et un grand nombre de plantes coloniales et exotiques, introduites récemment dans la thérapeutique.

Je suis reconnaissant à tous ceux qui ont bien voulu me signaler des erreurs ou omissions ; j'ai essayé d'y remédier ; je serai heureux si les Médecins et les Pharmaciens veulent bien me continuer leurs bienveillants encouragements ; mon livre n'en sera 'que meilleur et par suite plus utile.

H. B.-L.

1er octobre 1894.

INTRODUCTION

« Comment juger impartialement un FORMU-
« LAIRE DES MÉDICAMENTS NOUVEAUX, quand j'es-
« saie, — après avoir eu naguère quelque chose
« à me reprocher à ce sujet, — de réagir contre
« la fièvre des nouveautés pharmaceutiques ? En
« ce moment, la meilleure manière de faire du
« nouveau, c'est de parler encore des médica-
« ments anciens, dont nous connaissons à peine
« l'action physiologique et les applications thé-
« rapeutiques. Croyez-moi, adressez-vous à un
« médecin moins prévenu et certainement plus
« autorisé pour porter un jugement impartial
« sur votre œuvre. »

C'est en ces termes que je répondis à M. Henri
Bocquillon, l'un de nos collègues à la Société de
Thérapeutique, venant me demander, — hon-
neur bien immérité ! — de présenter son livre
au public médical.

« N'importe, — me répondit-il, — j'ai con-
« fiance dans votre esprit de justice. Lisez, et
« jugez. »

J'ai lu, j'ai vu... et j'ai été vaincu. Il me semble,
après l'avoir lu attentivement, que ce *Formulaire*,
écrit sans prétention, avec concision et clarté,

vient combler heureusement une lacune : il réunit et étudie, avec toutes les indications pratiques qu'elles comportent, les acquisitions modernes de la thérapeutique. Sur le sol mouvant de cette science, nous avons moins besoin de presser que d'assurer nos pas ; et, faire connaître tous les médicaments nouveaux — — beaucoup d'appelés et peu d'élus ! — c'est encore mettre le médecin en garde contre cette sorte d'hystérie thérapeutique qui tend à nous envahir et qu'on ne saurait trop combattre.

A propos de tous ces médicaments (et ils sont au nombre de 455), l'auteur a exposé, aussi complètement que possible, tout ce que l'on doit savoir : la synonymie, la description, la composition, l'action physiologique, les propriétés thérapeutiques, le mode d'emploi, les doses.

M. Henri Bocquillon a droit à toutes nos félicitations et à nos remerciements.

A ce petit livre qui résume en moins de 300 pages la matière médicale de ces dernières années, on peut prédire un grand et légitime succès ; il est non seulement utile, mais indispensable, à la fois aux chercheurs, aux praticiens et aux élèves.

Henri HUCHARD.

FORMULAIRE

DES

MÉDICAMENTS NOUVEAUX

ET DES

MÉDICATIONS NOUVELLES

Absinthine. — Desc. — Principe amer de l'absinthe, découvert par M. Duquesnel, se présente sous forme de cristaux prismatiques, incolores, d'une saveur extrêmement amère. Très soluble dans l'alcool et le chloroforme, moins soluble dans l'éther, à peu près insoluble dans l'eau.

Prop. thér. — Essayée, sans succès confirmé, comme remède antifébrile. Elle augmente l'appétit ou le rétablit lorsqu'il a disparu ; elle combat la constipation d'une façon marquée. Employée contre la chloro-anémie, dans la convalescence des maladies graves ayant altéré les fonctions digestives ; contre l'état d'anorexie sans lésions organiques du tube digestif. Elle est surtout indiquée lorsque, avec l'anorexie, il existe une constipation plus ou moins opiniâtre.

Stimulante et antidiarrhéique.

1.

Mode d'emploi. — En globules contenant chacun 5 centigrammes de principe actif.

Dose. — 10 centigrammes, dix minutes avant le repas, deux fois par jour.

Acétanilide. — Syn. — Antifébrine, ou phénylacétamide, éadine; a été découverte par Gerhardt, puis étudiée par Ulrich, William et M. Ch. Lauth. La formule $= C^{16}H^9AzO^2$; atom. $= C^8H^9AzO$.

Prép. — 1° On fait réagir le chlorure acétyle ou l'acide acétique anhydre sur la phénylamine (aniline) (Gerhardt); 2° on fait bouillir une heure, équivalents égaux de phénylamine (aniline) et d'acide acétique cristallisable; on distille; l'acétanilide se sublime à 295 degrés et on recueille un poids égal à celui de l'acide employé (Grésille William).

Desc. — Corps blanc, cristallisé en lames magnifiques, soyeuses et brillantes, fusible à 101 degrés. Volatil sans décomposition à 295 degrés. Réaction neutre au tournesol. Densité plus faible que l'eau.

Insoluble dans la glycérine; peu soluble dans l'eau froide; assez soluble dans l'eau bouillante, soluble dans l'alcool, l'éther, la benzine, le chloroforme, l'essence de térébenthine, les huiles essentielles.

Prop. thér. — Analgésique, antinervin, antithermique.

Le Dr Basilevitch a guéri en peu de temps 3 chancres ulcérés en les saupoudrant d'acétanilide, il n'a observé même à doses élevées aucun phénomène toxique.

Le Dr J. Maslolsky, en employant l'acétanilide à la dose de 0^{gr},50 graduellement augmentée par jour à 1^{gr},60, a guéri en 12 jours un malade atteint de diabète insipide.

Mode d'emploi. — Cachets. — Solution dans du vin ou dans de l'élixir de Garus.

Dose. — De 0gr,25 à 2 grammes, dans les vingt-quatre heures.

Adonidine. — Glucoside extrait de l'*Adonis vernalis* L. par Vincenzo Cervello.

Desc. — Poudre amorphe, d'un jaune clair. Toutes les parties de la plante en contiennent.

Prop. phys. — Suivant le mode de préparation, elle paraît avoir donné des résultats variables. Les uns ont trouvé son action incertaine et inconstante ; les autres ont obtenu des effets satisfaisants.

Prop. thér. — A été expérimentée d'abord par Bubnow et ensuite par le Dr Huchard. Administrée à la dose de 2 ou 3 centigrammes, elle élève la tension artérielle, régularise et ralentit les battements du cœur, augmente la diurèse et fait disparaître les hydropisies et les œdèmes. Elle s'élimine rapidement, elle ne s'accumule donc pas dans l'économie, comme la digitale. Elle est indiquée dans les affections diverses du cœur ; mais elle a le grand inconvénient de produire souvent des symptômes d'intolérance gastrique (nausées, vomissements, etc.).

Mode d'emploi. Dose. — De 1 à 2 centigr. par jour, en granules.

Adonis vernalis L. — Desc. — Plante de la famille des Renonculacées.

Prop. thér. — Appliquée, en 1879, par Bubnow au traitement des affections cardiaques. En France, Lesage, Mordagne, Huchard ont reproduit les expériences de Bubnow. Les diverses préparations agissent sur le cœur, comme la digitale, en régularisant l'action du cœur et en augmentant la pression artérielle. Elle est diurétique et fait tripler la quantité d'urine émise. Elle offre sur la digitale l'avantage de ne pas s'accumuler dans l'économie.

Mode d'emploi. Doses. — Infusion, 20 grammes de tiges et feuilles pour 1,000 grammes d'eau, à la dose de 200 grammes par jour. — Extrait aqueux, 1 gramme par jour. — Teinture, de 4 à 8 grammes.

Agathine. — Nom sous lequel M. Roos, chimiste de Francfort, a désigné un produit qu'il a découvert en condensant l'aldéhyde salicylique avec le méthylphénylhydrazolone.

Desc. — L'agathine se présente sous forme de paillettes blanches donnant sur le vert pâle, inodores et insipides, insolubles dans l'eau, facilement solubles dans l'alcool et l'éther et fondant à 74° C.

Prop. phys. — Le Dr Rosembaum s'est assuré, par des expériences sur des animaux, que cette substance est non toxique à des doses qui rendraient dangereux les corps dont elle dérive.

Prop. thér. — Le Dr Rosembaum l'a essayée d'abord dans le traitement des névralgies. Les doses de 0^{gr},12 et de 0^{gr},25 ayant donné des résultats négatifs, il eut recours à l'agathine à la dose de 0^{gr},5 répétée trois fois par jour, et réussit à guérir en quatre jours une sciatique déjà soumise à d'autres traitements.

Un cas de sciatique très opiniâtre, rebelle à tout traitement, céda à l'agathine; pas de récidive trois mois après la suspension du médicament.

Un autre cas de sciatique, traité dès le début par l'agathine, fut guéri après l'administration de 20 cachets à 0^{gr},50.

Dans les affections rhumatismales (rhumatisme articulaire aigu), la guérison est survenue après 3-4 jours de traitement et après administration de 4-6 grammes d'agathine.

Le Dr Laqueur a obtenu la guérison d'une névralgie sus-orbitaire très intense après l'administration de

12 cachets d'agathine à 0gr,5 dont 3 par jour. Même succès dans un cas de névralgie de la branche supérieure droite du trijumeau, suite de l'influenza.

Le Dr Lœwenthal s'est trouvé bien de l'emploi de l'agathine dans plusieurs cas de névralgie et dans quelques cas de rhumatisme rebelles au salicylate de soude.

Alangine. — Desc. — Alcaloïde extrait de *Alangium Lamarckii*, Thwaite (Cornacées). On le trouve dans la racine et aussi dans l'écorce de la tige.

Prop. phys. — L'*alangine* est très amère et n'a pas encore été obtenue à l'état cristallisé. D'après Schuchardt, elle est soluble dans l'alcool, l'éther, le chloroforme et l'éther acétique, et insoluble dans l'eau.

Elle donne des sels cristallisés avec les acides minéraux, les acides acétique, tartrique et oxalique. L'évaporation spontanée de la solution alcoolique donne un résidu jaunâtre, sorte de vernis, dans lequel on ne distingue aucune structure cristalline. Les alcalis la précipitent en flocons blancs de ses solutions acides, et on obtient les réactions caractéristiques avec les réactifs des alcaloïdes.

L'acide sulfurique, seul ou additionné de chromate de potasse, ne donne aucune réaction colorée. Le réactif de Frœhde donne, à froid, une coloration indigo; par l'action d'une légère chaleur et après refroidissement, il se forme une coloration bleu brillant. L'acide azotique donne une solution rouge brun; l'action de la chaleur modérée produit des vapeurs nitreuses et une solution peu colorée. Un sel de platine de cet alcaloïde, desséché à 100 degrés, renfermait 20.703 pour 100 de platine.

Prop. thér. — L'écorce est employée, d'après Mohideen Scheriff, comme vomitif, à la dose de 3 grammes et remplace l'ipécacuanha contre la dysenterie.

A petites doses, elle agit comme fébrifuge. Les indigènes le considèrent comme un remède contre la rage.

Albuminate acide de fer. — Syn. — Ferratine.

Prop. phys. — Les recherches ont été faites par Marfori sous la direction de Schmiedeberg avec des substances acides libres de fer. Il réussit à démontrer la présence d'albuminate acide de fer, une pareille substance dans le foie du cochon. Cette substance contient 6 p. 100 de fer dans certaines circonstances. C'est la seule substance que nous prenons avec les aliments ; elle se trouve comme réserve dans les tissus de la formation du sang.

L'albuminate acide de fer disparaît du foie lorsqu'on saigne un chien de temps à autre. En outre, il semble avoir une signification directe pour la nutrition des tissus.

En tous les cas il ne se laisse pas remplacer par d'autres combinaisons ferrugineuses, parce que ces préparations, comme par exemple le ferrocyanure et l'hémoglobine qui lui correspondent chimiquement, ne la valent pas au point de vue physiologique ; en effet, ses dérivés ne peuvent pas être employés en tant que substance de réserve ou d'aliments, et en outre les quantités normales de sel de fer ne sont pas supportées.

Prop. thér. — D'après le professeur Germain Sée, même après un long usage chez les animaux et chez l'homme, l'albuminate acide de fer ne produit un effet curatif, attendu qu'il agit d'une manière légèrement astringente sans produire d'excitation nuisible, qui ne développe jamais dans l'intestin H^2S formé aux dépens des putréfactions. Cet effet local peut se traduire par une régularisation de l'appétit et une amélioration des garde-robes.

L'assimilation s'établit lentement et d'une manière peu marquée ; mais, même dans les cas où l'absorption est faible, les animaux, de 5 à 7 kilogrammes, ont été obligés de consommer 5 à 20 litres de lait, pour absorber la même quantité de fer que par des doses de 0,1 à 0,2 d'albuminate acide de fer. Or, le dosage doit être mesuré de telle façon que l'intestin contienne toujours un excès d'albuminate acide de fer où l'organisme peut puiser, suivant le besoin. Un excès de fer dans les organes n'est donc pas à craindre. L'absorption et l'élimination semblent se régulariser d'elles-mêmes. M. le professeur Germain Sée conclut que l'albuminate de fer est en première ligne un moyen alimentaire, et peut être employé chez les hommes sains en apparence ou chez les enfants et chez les chlorotiques, parce que l'effet curatif n'est pas troublé par les actions nouvelles, comme cela a lieu après les préparations ferrugineuses ordinaires.

Mode d'emploi. Doses. — 0,5 à 1,5 par jour, en 2 à 3 potions contenant 7 p. 100 de fer comme poudre insoluble ou en solution soluble, dans une eau sodique, provenant de tartrate alcalin.

Aletris farinosa L. — Syn. — Stargrass.

Desc. — Plante de la famille des Liliacées, vivace, herbacée, à rhizome non bulbeux, originaire de l'Amérique du Nord.

Part. empl. — Le rhizome.

Desc. — Il renferme un principe amer, insoluble dans l'eau, mais soluble dans l'alcool, et de l'amidon en grande quantité.

Prop. thér. — Employé avec succès en Amérique dans l'hydropisie et les rhumatismes chroniques. Tonique, amer à petites doses, éméto-cathartique à doses élevées. Tonique de l'appareil utérin.

Mode d'emploi. — Teinture. — Poudre. — Alcaloïde.
— Extrait fluide.

Doses. — Teinture, 8 grammes. — Poudre, 0ᵍʳ,60 comme tonique amer. — L'alcaloïde, l'*alétrine*, à la dose de 3 centigrammes. — Extrait fluide, de 3 à 10 gouttes. — Décoction (30 grammes pour 1,000 grammes d'eau), à la dose de 30 grammes.

Allamanda cathartica L. — Desc. — Plante de la famille des Apocynacées, qui croît à la Guyane et au Brésil.

Comp. — Renferme un suc laiteux.

Part. empl. — L'écorce de la tige et le suc.

Prop. thér. — Suc cathartique à petites doses et vénéneux. Desportes conseille l'extrait d'écorce comme hydragogue. Le suc était employé par Allamand pour combattre la constipation due à l'intoxication saturnine. L'infusion des feuilles est un très bon cathartique.

Mode d'emploi. Doses. — Extrait aqueux, à la dose de 6 à 12 centigrammes. — Suc, à la dose de 8 à 10 gouttes. — Infusion de feuilles (10 grammes pour 1,000 grammes d'eau).

Aloe pictum L. — Desc. — Plante de la famille des Liliacées qui croît en Europe.

Partie employée. — On se sert du suc exprimé des feuilles.

Prop. phys. — Ce suc présente une teinte légèrement verdâtre, il est d'un amer sucré ; insoluble dans l'eau, il ne donne avec elle que des suspensions, il laisse après soi sur la langue une sensation de cuisson faible.

Prop. thér. — Est très employé en Allemagne pour le traitement des affections pulmonaires en général et de la phtisie en particulier, et en Russie.

Ayant observé plusieurs cas d'amélioration notable de la tuberculose pulmonaire consécutive à l'emploi du suc d'aloès, le Dr Rodinoff considère cette drogue comme digne d'attirer l'attention des thérapeutes et des pharmacologues.

L'amélioration est très appréciable et est surtout accusée dans le cas de tuberculose pulmonaire au début : la digestion s'amende, les forces augmentent, le poids du corps s'accroît; comme conséquence, on note l'amendement du processus pulmonaire : disparition de l'hémoptysie, de la fièvre hectique et des sueurs nocturnes ; diminution de la toux.

MODE D'EMPLOI. DOSES. — On prend, à l'état frais, à la dose de V-VIII gouttes dans l'eau, 3-4 fois par jour avant les repas.

Alphol. — SYN. — Éther salicylique du naphtol α.

PRÉP. — On l'obtient en chauffant entre 120° et 130° un• mélange de salicylie de soude, d'α-naphtolate de soude et d'oxychlorure de phosphore. Il se forme de l'alphol, du phosphate de soude et du chlorure de sodium.

On enlève le chlorure de sodium et le phosphate de soude en traitant par l'eau, et on purifie le produit par cristallisations dans l'alcool.

PROP. THÉR. — Au point de vue thérapeutique, l'alphol se rapproche du salol. Sous l'action du suc pancréatique et du suc intestinal, il est déboublé en acide salicylique et en naphtol-α. Il aurait donné de bons résultats dans les cystites gonorrhéiques et le rhumatisme articulaire aigu ; on l'emploie également comme antiseptique et antinévralgique, comme la plupart des sels de naphtol.

MODE D'EMPLOI. DOSE. — La dose peut être portée de 0^gr,50 à 1 gramme et même 2 grammes, administrée en cachets ou paquets.

Alumnol. — Dérivé oxyméthylsulfoné de l'alumine.

Prép. — On l'obtient en saturant une solution d'acide naphtolsulfoné B avec de l'hydrate d'alumine ou encore en mélangeant une solution de sulfate d'alumine avec une solution de B naphtolate sulfoné de baryum. On filtre à chaud et par évaporation on obtient l'alumnol.

Desc. — Se présente sous forme d'une poudre blanc grisâtre, de saveur d'abord sucrée, puis styptique, comme celle de l'alun ordinaire. Sa réaction est acide. Il est très soluble dans l'eau, moins soluble dans l'alcool et l'éther, présente une particularité intéressante par la manière dont il se comporte envers l'albumine. Il précipite d'abord cette substance, puis se dissout de nouveau par l'addition d'un excès d'albumine. Cette propriété facilite la pénétration de l'alumnol dans les tissus.

Réaction. — Les solutions aqueuses d'alumnol sont fluorescentes; cette fluorescence s'accroît par l'addition d'un alcali, principalement de l'ammoniaque. Ces solutions ne précipitent ni par l'ammoniaque, ni par les acides; elles précipitent avec les carbonates alcalins; elles ne précipitent pas avec le tannin, la résorcine, le sulfate de zinc, le sublimé et l'acide borique.

L'alumnol donne, avec le perchlorure de fer, une coloration bleu violet, analogue, comme sensibilité, à celle de l'acide salicylique, avec cette différence que celle-ci est franchement violette, tandis que celle de l'alumnol est franchement bleue.

Prop. thér. — D'après M. le docteur Wolffberg (de Breslau), les instillations dans l'œil d'une solution d'alumnol à 4 p. 100, arrêteraient pour quelques minutes le larmoiement même le plus fort, ce qui faciliterait beaucoup l'examen ophtalmologique. Ce même confrère se sert aussi de la même solution, avec avantage, dans l'ophtalmie blennorrhagique.

On a employé un vernis contenant de 10 à 50 p. 100 d'alumnol contre certaines dermatoses chroniques avec infiltration et épaississement de la peau.

Des injections de solutions d'alumnol à 1 ou 2 p. 100 ont donné de bons résultats à M. le docteur Chotzen dans le traitement de la blennorrhagie chez l'homme. Mais M. le docteur J. Eraud, chef de clinique de syphiligraphie à la Faculté de Lyon, qui a aussi employé des solutions d'alumnol à 1 ou 2,5 p. 100 en injections dans l'urèthre, a trouvé que les effets de ce médicament ne sont ni supérieurs ni inférieurs à ceux de toute autre substance déjà préconisée contre la blennorrhagie.

En *chirurgie*, il s'est montré efficace dans le traitement des cavités purulentes (irrigations avec une solution à 0,5-2 p. 100 et contre les fistules et les abcès (cautérisation avec une solution à 10-20 p. 100). Les ulcères chroniques et torpides, surtout ceux de jambes, commencent à se couvrir de granulations, traités qu'ils sont par une solution d'alumnol à 3-6 p. 100.

MODE D'EMPLOI. — On a employé en lavage les solutions faibles d'alumnol (de 0,5 à 2 p. 100) et les solutions plus cencentrées (10 à 20 p. 100) ;

Des pommades qui contiennent de 3 à 6 p. 100 d'alumnol ;

Des injections vaginales avec une solution d'alumnol à 1/2 ou 1 p. 100 ;

Des crayons intra-utérins avec 2 à 20 p. 100 d'alumnol.

Alvelos. — SYN. — Lait d'Alvelos.

DESC. — Suc laiteux et résineux de l'*Euphorbia heterodoxa* Muller, de la famille des Euphorbiacées, qui croît, au Brésil, dans la province de Fernambuc.

Prép. — On l'extrait par expression et on obtient un suc laiteux, qui est d'un blanc jaunâtre, de consistance sirupeuse, insoluble dans l'eau et l'alcool, soluble dans l'éther et le chloroforme, miscible aux huiles fixes. En Europe, l'échantillon de bonne qualité ressemble à du beurre peu coloré et a la consistance de la vaseline.

Prop. thér. — D'après le Dr Vellosa, c'est un spécifique dans les ulcères cancéreux, les chancres, les tumeurs, les sarcomes et toutes les ulcérations. Il a guéri plusieurs cas graves de lupus.

Le Dr J. Batnsfarber et le Dr Duplouy ont obtenu de bons résultats dans le cancer et les tumeurs malignes.

M. Landowsky l'a expérimenté sur des cancroïdes, des épithéliomas, des végétations syphilitiques et lui a reconnu une action escharotique puissante, jointe à une action dissolvante des tissus organiques. Il réunirait l'action d'un caustique à celle de la papaïne.

D'après S. Bairnfel, il communique à l'urine une coloration prononcée et une odeur désagréable.

Mode d'emploi. — Badigeonner le cancer avec l'alvelos, laisser sécher et deux heures après appliquer de la charpie; le jour suivant, laver avec une solution d'acide carbonique et appliquer de nouveau l'alvelos; répéter l'opération jusqu'à la guérison. M. Landowsky l'applique avec un pinceau et panse avec de la vaseline boriquée. — On prépare aussi des emplâtres d'alvelos, qui possèdent des propriétés vésicantes très actives.

Anda Assu. — Syn. — *Anda acu,* *Anda Gomesii* A. Jus., *Johanesia princeps* Velloz., Coco purgatif.

Desc. — Arbre de la famille des Euphorbiacées,

tribu des Jatrophées, très commun au Brésil, dans la province de Rio.

Comp. — Les graines renferment 14 p. 100 d'une huile jaune pâle, siccative, transparente, ayant la consistance de l'huile d'olives, inodore, de saveur nauséeuse et âcre, soluble dans l'éther et la benzine ; se solidifiant à 8°; densité = 0,917.

Elles renferment 0,4 p. 100 d'une substance cristallisée, la *johanésine*, isolée par Oliveira, peu soluble dans l'eau, soluble dans l'alcool, insoluble dans l'éther et le chloroforme.

Prop. thér. — L'huile est purgative, comme celle de ricin, mais à dose trois ou quatre fois moindre, plus fluide, plus facile à prendre et sans odeur.

La johanésine n'est pas toxique.

Le sulfate et le chlorhydrate de johanésine sont usités comme diurétiques à la dose de 1 gramme. On peut employer les graines elles-mêmes comme purgatif efficace dans l'affection du foie, la jaunisse, l'hydropisie, les désordres menstruels et les affections scrofuleuses.

Mode d'emploi. — Après avoir rejeté les embryons et les épispermes, on fait avec les graines une émulsion, que l'on aromatise pour diminuer la tendance aux vomissements.

Doses. — Huile, 10 grammes. — Graines pour un adulte, 2, rarement 3. L'effet est produit en deux ou trois heures, sans irritation de l'estomac ni de l'intestin.

Andira inermis H. B. — Syn. — *Geoffræa inermis* Sw., Angelin.

Desc. — Arbre, de la famille des Légumineuses, tribu des Dalbergiées, qui croît aux Antilles, à la Guyane et au Sénégal.

Prop. thér. — Cette écorce jouit de propriétés anthelminthiques bien avérées, elle est aussi légèrement narcotique. A dose élevée, elle provoque des évacuations violentes, de la fièvre et du délire, que l'on combat par l'huile de ricin ou le jus de citron. Elle est aussi efficace contre l'obésité.

MODE D'EMPLOI. DOSES. — Décoction (30 grammes pour 1 litre d'eau), 4 cuillerées à soupe, 2 cuillerées pour les enfants. On augmente la dose jusqu'à production de nausée. — Poudre d'écorce, de 1^{gr},20 à 1^{gr},80 comme vermifuge et de 1^{gr},80 à 2^{gr},40 comme purgatif. — Teinture à 1/5 varie comme dose et comme effet à produire de 1 gramme à 3^{gr},50. — Extrait fluide, de 1 à 2 grammes.

Andrographis paniculata Wall. — SYN. — *Justicia paniculata* Burm., Kariyat.

DESC. — Plante herbacée annuelle, de la famille des Acanthacées. Elle croît dans l'Inde, à Ceylan, en Cochinchine et dans l'Archipel indien.

COMP. — Elle contient un principe amer.

PART. EMPL. — La tige et les racines adhérentes.

PROP. THÉR. — Tonique, amer et stomachique, analogue au quassia ; elle est préconisée dans la débilité générale, la convalescence qui suit les fièvres, et dans la période avancée de la dysenterie ; employée comme stimulant, dans la dyspepsie.

MODE D'EMPLOI. DOSES. — Infusion composée :

Kariyat concassé................	15	grammes.
Écorces d'oranges et coriandre...	ãã 4	—
Eau bouillante................	300	—

De 45 à 60 grammes, 2 à 3 fois par jour. Teinture composée :

Racine de kariyat................	180	grammes.
Myrrhe....................	30	—
Alcool à 80°................	1	litre.

De 4 à 16 grammes.

Anemone Pulsatilla L. — Syn. — Coquelourde, Passe-Fleur, Fleur de Pâques.

Desc. — Plante vivace, de la famille des Renonculacées, répandue dans toute l'Europe.

Comp. — Quand on distille la plante divisée dans un courant de vapeur, on obtient un liquide qui abandonne au chloroforme une substance solide qui est le camphre d'anémone (Dr Hanriot). Cette substance se dédouble très facilement en *anémonine* et en *acide anémonique*.

L'*anémonine* ($C^{15}H^{12}O^6$) cristallise en aiguilles, de saveur âcre, peu solubles dans l'eau et l'éther, solubles dans l'alcool et le chloroforme. Elle fond à 156°. Par l'action des alcalis, elle se convertit en acide anémonique ($C^{15}H^{14}O^7$), qui est amorphe, qui forme des sels amorphes, et qui est insoluble dans l'eau, l'alcool et l'éther.

Prop. thér. — A l'état frais, c'est un des poisons irritants les plus dangereux. On doit la manier avec précaution. En applications externes, les feuilles fraîches peuvent être utiles comme rubéfiantes ou même vésicantes.

A l'état sec, l'anémone est indiquée comme anticatarrhale et exerçant une action spéciale sur le système nerveux et sur le cœur. A l'extérieur, on l'administre en applications contre les dartres rebelles.

La teinture de racines est prescrite contre la fièvre catarrhale, l'hypersécrétion nasale et le coryza. On l'emploie encore contre la paralysie, la coqueluche. Elle atténue rapidement la douleur dans l'orchite blennorrhagique.

L'anémonine agit avec efficacité dans le catarrhe aigu et chronique des bronches, surtout comme calmant de la toux spasmodique et irritative de la coqueluche ; elle est préconisée dans certaines mala-

dies des yeux, taies, albugo de la cornée, amblyo-
pies, amauroses, surtout quand elles sont greffées
sur la diathèse arthritique et rhumatismale ou
compliquée de troubles fonctionnels des organes
abdominaux. Elle est en outre douée de puissantes
propriétés emménagogues.

L'action irritante de la plante est due au camphre
d'anémone ; cette action disparaît par la dessiccation,
parce que le camphre s'est dédoublé en anémonine
et en acide anémonique.

MODE D'EMPLOI. DOSES. — Poudre de feuilles. — Teinture, de 20 à 30 gouttes, dans une potion. — Alcoolature de racines, de 2 à 4 grammes par jour dans
150 grammes de julep, 3 cuillerées par jour. — Alcoolature de feuilles, de 5 à 10 grammes. — Sirop
d'alcoolature, 5 grammes pour 95, chaque cuillerée à
bouche contient 30 gouttes d'alcoolature. — Alcaloïde : anémonine, de 2 à 4 centigrammes. M. P. Vigier dit que l'on peut en prendre 10 centigrammes
sans inconvénient.

Anogeissus latifolius. — DESC. — Plante de la
famille des Combrétacées, qui croît au Sénégal et
dans l'Inde.

COMP. — Produit une gomme, connue sous le nom
de *Dhaura.*

PROP. THÉR. — Donne un mucilage qui se conserve
par l'addition d'un acide et qui a les usages médico-
pharmaceutiques de la gomme arabique.

Anona muricata L. — SYN. — Corossolier, Cachi-
man épineux, Sappadille.

DESC. — Arbre ou arbrisseau de la famille des
Anonacées, qui croît aux Antilles, Réunion, Sénégal.

PROP. THÉR. — Les fruits, quand ils sont mûrs, sont
antiscorbutiques ; quand ils sont verts, séchés et

réduits en poudre, ils sont employés pour combattre la dysenterie. Les fleurs sont pectorales ; les feuilles antispasmodiques ; les graines émétiques. La racine en décoction est un antidote dans les empoisonnements par les stupéfiants. Enfin le fruit entier détruit la vermine, chasse les mouches et les moustiques.

Antiaris toxicaria Lesch. — Syn. — *Upas Antiar.*

Desc. — Arbre de la famille des Artocarpées, qui atteint 30 mètres de hauteur et 3 et 4 mètres de circonférence ; il croît à Java et en Cochinchine où il sert aux naturels pour empoisonner leurs flèches de guerre ou de chasse.

Comp. — Il contient des résines et un glucoside, l'*antiarine*, qui cristallise en lamelles et se dédouble sous l'influence des acides en résine et en glucose.

Prop. thér. — En injections hypodermiques, l'antiarine, qui est très toxique, agit sur le cœur, comme la digitaline et l'aconitine. Prise à l'intérieur, elle est seulement évacuante. Mise en contact avec la peau, elle l'impressionne douloureusement.

Les graines, qui sont très amères et ne contiennent pas d'antiarine, ont été conseillées dans la dysenterie et la diarrhée.

Cette plante contient des principes trop toxiques pour entrer dans la thérapeutique courante.

Antipyonine. — Desc. — L'antipyonine est un polyborate de soude.

Prop. phys. — Elle est blanche, onctueuse au toucher, insipide, ni toxique, ni caustique, d'une innocuité absolue et d'une solubilité extrême.

Prop. thér. — Cette substance a été employée d'une façon exclusive dans le traitement des kératites et des conjonctivites. Aucun médicament n'est capable de procurer des guérisons aussi nombreuses, aussi faciles et aussi rapides. L'antipyonine, bien que son usage n'expose l'œil à aucun danger, ne doit être employée que par les médecins. On l'insuffle dans les culs-de-sac conjonctivaux, à trois doses différentes. Une quantité faible convient aux kératites phlycténulaires, aux kératites en bandelettes, au pannus tenuis, aux kératites vésiculeuses, à l'hypérémie de la conjonctive, à la conjonctivite phlycténulaire, à la conjonctivite pustuleuse. Il en faut un peu plus dans le traitement des abcès, des ulcères de la cornée, du pannus crassus, des divers résidus des kératites, des conjonctivites catarrhales, des conjonctivites folliculaires, des conjonctivites granuleuses. Une forte quantité est indiquée dans la conjonctivite purulente des nouveau-nés et des adultes, dans la panophtalmie, dans l'énucléation, dans les grands traumatismes.

En résumé, l'antipyonine, sans compromettre l'intégrité de l'œil, empêche le développement des éléments générateurs du pus à la surface de l'œil ou dans sa cavité.

Antipyrine. — Alcaloïde artificiel, découvert par Knorr.

Syn.— Diméthyloxyquinizine, oxyméthylquinizine méthylée, analgésine, phénylone, parodine, sédatine, diméthylphénylpyrazolone. Formule $= C^{20}H^{10}Az^2O^2$.

Desc. — Corps solide, blanc, en lamelles cristallines, brillantes, sans odeur, fusible à 112°. Très soluble dans l'eau, l'alcool, la benzine, le chloroforme, la glycérine ; peu soluble dans l'éther.

Elle donne avec le perchlorure de fer une coloration rouge sang (caractéristique); avec l'acide nitreux, une coloration bleu vert.

Prép. — On fait d'abord agir la phénylhydrazine sur l'éther acétylacétique, il se forme de l'oxyméthylquinizine. On fait agir sur ce corps un mélange d'iodure de méthyle et d'alcool méthylique ; on obtient la diméthyloxyquinizine. Le produit de cette réaction est décoloré par l'acide sulfureux, puis précipité par la soude et purifié par des cristallisations dans l'éther.

Prop. phys. — A la dose de 4 à 5 grammes, prise d'heure en heure par fractions, elle abaisse sensiblement la température durant 5 à 10 heures et au delà. Elle est peu toxique, il faut une dose de $1^{gr},50$ par kilo d'animal pour déterminer des phénomènes d'intoxication. Prise à hautes doses, elle peut déterminer de l'exanthème scarlatiniforme.

Prop. thér. — Expérimentée par Filehne, d'Erlangen, et Ernst, de Zurich, et en France, d'abord par le Dr Huchard, puis par Dujardin-Beaumetz, Féréol, Cadet de Gassicourt et Germain Sée, elle possède à un haut degré des propriétés antipyrétiques et analgésiques.

D'après les expériences de MM. Hénocque, Arduin et Huchard, elle aurait une action hémostatique supérieure au perchlorure de fer et à l'ergotine, et son action se produirait avec une rapidité surprenante ; ils citent un certain nombre de cas de blessures, d'épistaxis, d'ulcères, dans lesquels l'antipyrine en solution à 10 p. 100, ou en substance, en saupoudrant sur la face, a donné les meilleurs résultats.

Elle a été employée avec succès contre la diathèse urique et surtout contre les rhumatismes.

Elle possède la propriété de rendre plus solubles les préparations de caféine.

M. H. Marty a observé que l'antipyrine rendait soluble les sels de quinine.

Injection de chlorhydrate de quinine :

Antipyrine...............................	2 grammes.
Monochlorhydrate, quinine.............	3 —
Eau distillée à 40°......................	6 c.c.

En gynécologie M. Maroschi a observé que l'antipyrine calme lés douleurs après l'accouchement et dans la période de dilatation du col, elle régularise les contractions et favorise l'expulsion des corps étrangers. Elle calme la dysménorrhée spasmodique et donne de bons résultats dans la ménorrhagie. M. Maroschi la donne à la dose de 2^{gr},50.

Dans la médecine infantile M. le Dr Denare, à la dose de 0^{gr},50, a obtenu de bons résultats dans la chorée, la coqueluche et l'urticaire chronique.

M. le Dr Clemot l'emploie dans la pleurésie à la dose de 6 grammes, il a obtenu des guérisons au bout de 3 à 4 jours, mais il faut en continuer l'usage quelque temps encore, car si on cessait brusquement l'épanchement se reproduirait.

M. le Dr Ryan Tennisson a attiré l'attention sur les propriétés antigalactagogues de l'antipyrine. A la dose de 2 grammes par jour, la sécrétion lactée est tarie au bout de 2 à 6 jours sans qu'on ait rien changé au régime alimentaire.

M. le Dr Leroux emploie l'antipyrine avec succès dans l'incontinence d'urine essentielle des enfants.

Le Dr Mac Beatk a eu dans quatre cas de fièvre puerpérale un tel succès qu'il considère l'antipyrine comme un spécifique. Il l'emploie à la dose de 6^{gr},60 six fois par jour.

Le professeur Unna a employé l'antipyrine dans les maladies de la peau accompagnées de souffrance et elle calme le prurit. Il la recommande particulièrement chez les enfants atteints d'urticaire papuleuse, siégeant généralement sur les extrémités, et dont le prurit est tel qu'il empêche ces enfants de dormir et peut provoquer des troubles graves de la santé. On peut attribuer cette urticaire à l'exagération de l'excitabilité réflexe des nerfs de la peau, et à l'hyperesthésie des nerfs sensoriels cutanés.

On prescrit l'antipyrine à l'intérieur, en même temps qu'on fait des onctions sur la peau avec une pommade naphtolée et qu'on prescrit des bains d'eau de goudron.

Dans tous les cas traités de cette façon, la démangeaison diminue dès les premiers jours et les enfants dorment. Unna conseille :

Antipyrine.........................	2 grammes.
Sucre blanc........................	8 —

Un quart à une demi-cuillerée à café à prendre à la nuit.

L'antipyrine est encore fort utile dans l'urticaire simple, quand il n'existe pas de troubles digestifs, dans le prurit nerveux, le prurigo, l'érythème et les affections de la peau à type rhumatismal. Elle calme l'irritation de l'eczéma aigu. Unna cite, en outre, deux cas, l'un de pemphigus grave, l'autre de lichen ruber, qui furent guéris par ce traitement.

MM. les Drs E. Devic et Chatin ont traité trois malades atteints de coliques de plomb par l'antipyrine à la dose de 4 grammes par jour. Dans deux de ces cas, les résultats ont été très bons, et il s'agissait d'une première attaque et d'une seconde. Les douleurs ont cessé aussi rapidement que lorsqu'on emploie la belladone, et plus rapidement qu'avec toute autre médication. L'antipyrine paraît donc agir aussi bien sur ceux qui sont profondément intoxiqués que sur ceux qui le sont légèrement. Chez un troisième malade, dont les douleurs étaient très vives, on dut remplacer, sur les instances du malade, l'antipyrine par la belladone.

D'après le Dr E. Haffter, l'antipyrine peut arrêter les hémorrhagies nasales de façon rapide et sûre. Un tampon de coton est trempé dans une solution concentrée d'antipyrine, ou saupoudré de cet agent et introduit dans les narines. L'hémorrhagie cesse immédiatement et sans formation de caillots.

Mode d'emploi. — Peut être administrée en solution et on peut masquer son goût par de l'écorce d'oranges amères, et surtout en cachets, de 0gr,50 et 1 gramme.

Injection sous-cutanée :

    Antipyrine........................... 0gr,50
    Eau distillée........................ 1 gramme.

Doses. — Comme antipyrétique, de 50 centigrammes à 1 gramme à la fois, dose répétée toutes les quatre heures jusqu'à concurrence de 3 grammes dans la journée. — Comme styptique, en suppositoire, 1 gramme dans q. s. de beurre de cacao. — Comme analgésique, de 2 à 5 grammes par doses de 1 gramme. — En injection hypodermique, de 0gr,25 à 0gr,50 pour 1 gramme de liquide.

Antirheumatine. — Prép. — Nom donné à une combinaison de salicylate de soude et de bleu de méthylène par Kamm.

Desc. — Cristaux prismatiques bleu foncé à saveur légèrement amère, solubles dans l'eau et l'alcool.

Prop. thér. — Fischer l'a expérimentée dans le traitement du rhumatisme aigu, sous forme de pilules contenant 0,003 à 0,006 de substance active, administrées à la dose de 1 toutes les deux ou trois heures.

Sous l'action de ce médicament, l'urine prend une teinte bleue ou verdâtre.

Apocynum cannabium L. — Syn. — Chanvre du Canada.

Desc. — Plante de la famille des Apocynacées, qui croît dans l'Amérique du Nord, depuis la Caroline jusqu'à la baie d'Hudson.

Comp. — **MM.** Schmiedeberyet et Lavater en ont retiré deux substances rentrant dans la catégorie des médicaments cardiaques, et qu'ils désignent sous le nom d'*apocynine* et d'*apocynéine*.

Prop. physiol. — L'apocynine, à petite dose, produit l'arrêt du cœur en systole, chez les grenouilles.

L'apocynéine est comparable à la digitaline, tant au point de vue de ses propriétés chimiques qu'au point de vue de son action physiologique.

Prop. thér. — La racine est employée, aux États-Unis, sous forme de décoction, comme diurétique et diaphorétique, contre l'hydropisie. A haute dose, elle agit comme éméto-cathartique. Elle est vermifuge. Employée contre la dyspepsie, la scrofule, le rhumatisme. La plante fraîche contient un suc laiteux qui enflamme les muqueuses. La plante entière sert à empoisonner des cours d'eau.

Mode d'emploi. Doses. — Extrait fluide, de 5 à 40 gouttes. — Poudre, 3 à 6 centigrammes. — Teinture à 1/5, 4 grammes. — Décoction, 10 grammes pour 250 grammes d'eau.

Apomorphine (Chlorhydrate d'). — L'apomorphine est de la morphine, moins une molécule d'eau.

Prop. phys. — Soluble dans 40 parties d'eau et d'alcool, insoluble dans l'éther et le chloroforme. A l'air et à la lumière, le produit se colore en vert.

Prép. — On chauffe en tubes scellés à 110° pendant vingt-quatre heures du chlorhydrate de morphine avec de l'acide chlorhydrique. On précipite par de la potasse diluée. On reprend par l'alcool et on ajoute la quantité théorique d'acide chlorhydrique, puis on fait cristal

Prop. thér. — Lque non irritant, rapide, auquel on doit avoir recours en certains cas. Utilisé à petites doses, comme expectorant, dans la bronchite et l'asthme.

Mode d'emploi. Doses. — Injection hypodermique, à la dose de 5 à 10 milligrammes, comme émétique. — Potion expectorante, à la dose de 1 à 3 milligrammes.

Araroba. — Syn. — Poudre de Goa. Limousin en a fait le premier l'historique.

Desc. — Ce produit provient de Bahia (Brésil). On le trouve dans les fentes d'un arbre nommé *Angelim amargosa* ou *Andira araroba*, de la famille des Légumineuses.

Comp. — Limousin en a isolé la *chrysarobine*, produit identique à l'acide chrysophanique.

Prop. thér. — Employée avec succès contre l'herpès circiné, le psoriasis et autres affections cutanées.

Mode d'emploi. Doses. — Pommade, de 4 à 8 grammes de poudre pour 30 grammes d'axonge et de glycérine.

Argemone mexicana L. — Syn. — Pavot épineux, Chardon bénit des Antilles, Chicalote.

Desc. — Plante de la famille des Papavéracées, qui croît aux Antilles et au Sénégal.

Part. empl. — Les graines, la plante entière, et l'huile fixe.

Comp. — La tige et les feuilles contiennent de la morphine en proportion telle qu'on pourrait songer à en extraire la morphine industriellement (Charbonnier, Ortega, Dragendorf). Les graines contiennent une huile fixe de densité 0,924.

Prop. thér. — L'huile est usitée dans beaucoup de pays comme purgatif, à la place de l'huile de ricin, à la dose de 10 à 20 gouttes. On emploie comme vomitif, au lieu de l'ipéca, et ne provoquant pas comme ce dernier de collapsus et des syncopes, soit l'huile à la dose de 20 à 35 gouttes, soit les graines à la dose de 8 à 10 grammes.

L'huile est encore employée à l'extérieur contre les insolations.

La tige et la racine, ainsi que leurs extraits, sont employées comme sédatives et hypnotiques, comme l'opium et son extrait.

MODE D'EMPLOI. DOSES. — Huile, 10 à 20 gouttes, purgatif; 20 à 35 gouttes, vomitif. Extrait de plante 0,01 à 0,10. Baume d'argémone, préparé avec des feuilles fraîches comme le baume tranquille.

Argentamine. — PRÉP. — Substance liquide, qu'on obtient en faisant dissoudre 10 parties d'un sel d'argent, phosphate ou nitrate, dans 100 parties d'eau tenant en dissolution 10 parties d'éthylène-diamine.

PROP. THÉR. — En se combinant avec l'éthylène-diamine, le sel d'argent perd la propriété de coaguler les substances protéiques et de former un précipité de chlorure d'argent en présence du chlorure de sodium, tout en conservant son action antiseptique et astringente, qui se trouve ainsi considérablement augmentée.

On peut donc étendre ce liquide d'eau à volonté.

Schäffer s'en est servi avec succès pour remplacer le nitrate d'argent dans le traitement des blennor-rhagies.

Aristol $C^{17}H^{18}I^{12}O^2$. — SYN. — Biiodure de dithymol.

PRÉP. — On l'obtient en traitant une solution d'iode dans l'iodure de potassium par le thymol dissous dans la soude caustique. Il se forme un précipité rouge brun d'aristol, insoluble dans l'eau, peu soluble dans l'alcool, soluble dans l'éther.

PROP. THÉR. — Préconisé par MM. Erchoff et Boymond comme succédané de l'iodoforme ; il agit énergiquement, sans action nocive et sans odeur, dans les maladies de peau comme le psoriasis ; il ne colore pas la peau et ne produit pas de conjonctivite. Son effet est très bon sur les plaies et les brûlures, l'épithélioma, d'après le Dr Brocq.

Le Dr Huchard l'a employé à l'intérieur contre le cancer de l'estomac et la phtisie pulmonaire à la dose de 30 à 40 cent. par jour en pilules de 10 centigr.

MODE D'EMPLOI. DOSES. — Liniment mélangé à l'huile. — Pommade à la vaseline, à la dose de 10 p. 100. — Poudre employée comme topique en saupoudrant la plaie.

Aristolochia cymbifera Mart. — SYN. — Icipo, Milhombre.

DESC. — Plante de la famille des Aristolochiées, qui croît à la Guyane, Antilles et Brésil.

PART. EMPL. — Racines, feuilles.

COMP. — Elle contient oléo-résine, tannin, gomme, amidon, principe amer analogue au gentisin.

PROP. PHYS. — Les docteurs Butte et Quinquaud ont étudié l'action physiologique ; cette plante possède une action remarquable sur les nerfs, qui perdent leur pouvoir sensitif, la sensibilité disparaît ; le pouvoir excito-moteur n'est pas influencé, le système nerveux du grand sympathique est impressionné (vomissements, diarrhée).

PROP. THÉR. — Préconisé par les docteurs Butte et Quinquaud contre les douleurs parfois intolérables des maladies cutanées. Ils emploient des lotions tièdes dans le prurit et l'eczéma sec ; le lendemain les douleurs sont calmées. De plus, la racine est antihystérique, emménagogue, excitante, employée contre l'hydropisie, la dyspepsie, la paralysie, les maux d'estomac, les ulcères, les affections paralytiques des extrémités. On l'emploie encore contre l'impuissance génésique et les fièvres muqueuses.

MODE D'EMPLOI. DOSES. — Poudre de racine de 0gr,75 à 1 gramme, quatre à cinq fois par jour. Décoction à 30 grammes pour 1,000 d'eau, à la dose de 250 à 500 grammes par dose.

Asaprol. — DESC. — Corps blanc neutre, soluble dans l'eau et l'alcool.

PRÉP. — On combine la chaux avec le dérivé monosulfoné α du naphtol β.

PROP. PHYS. — Non toxique, s'élimine rapidement par les urines dont le volume est augmenté.

PROP. BACT. — Il retarde les cultures du bacille de la fièvre typhoïde, du choléra et du champignon de l'herpès tonsurant, à la dose de 10 centigrammes pour 5 centimètres cubes de bouillon. Il retarde les cultures de bactérie du charbon et du streptococcus aureus à la dose de 65 centigrammes, il retarde les cultures du bacillus pyocyanus à la dose de 30 centigrammes.

PROP. THÉR. — Le Dr Bang l'emploie comme antithermique dans la fièvre typhoïde et surtout dans le rhumatisme articulaire aigu.

DOSE. — A l'intérieur, à la dose de 1 à 4 grammes.

Asclepias curassavica L. — SYN. — Blood-Flower. Inde, Antilles, Sénégal, Tahiti.

PROP. THÉR. — Les houppes terminales des fleurs sont employées comme hémostatique et contre la gonorrhée. — Racines émétiques. Suc anthelminthique.

Asteracantha longifolia Nees. — SYN. — *Hygrophila spinosa* And.

DESC. — Plante de la famille des Acanthacées. Elle croît dans l'Inde.

PROP. THÉR. — La racine est un diurétique puissant, employé avec succès dans l'hydropisie, la gravelle et l'anasarque.

Les graines sont diurétiques, aphrodisiaques et contiennent beaucoup de mucilage.

MODE D'EMPLOI. DOSES. — Infusion concentrée (1 pour 7), à la dose de 1gr,80 à 5gr,40. — Décoction, 60 grammes pour 600 grammes d'eau, à la dose d'une 1/2 tasse à thé.

Azadirachta indica Juss., **Melia Azadirachta** L. — SYN. — Lilas des Indes, Patenôtre, Faux Sycomore.

DESC. — Plante de la famille des Méliacées, qui croît dans l'Inde, la Cochinchine, à la Réunion.

PROP. THÉR. — Graines émétiques; écorce antiputride, amère, anthelminthique, stimulante; huile de graines antirhumatismale. On en fait usage dans les fièvres pernicieuses, les fièvres intermittentes, la débilité et les longues convalescences.

MODE D'EMPLOI. DOSES. — Teinture, comme tonique, de 2 à 8 grammes par jour; comme antipériodique, 4 grammes, toutes les deux heures avant les accès. — Décoction, comme antipériodique, de 15 à 30 grammes, toutes les deux heures avant la menace d'accès; comme tonique, 50 centigrammes, trois fois par jour.

Baptisia tinctoria R. Br. — SYN. — *Sophora tinctoria* L. Indigo sauvage.

DESC. — Plante de la famille des Légumineuses, qui croît aux États-Unis.

COMP. — Contient trois principes : la *baptisine*, glucoside amer; la *baptine*, glucoside purgatif; la *baptitoxine*, alcaloïde très toxique, agissant à la façon du curare.

PROP. THÉR. — A doses élevées, elle est éméto-cathartique; à doses modérées, elle est laxative. On l'emploie dans la scarlatine, la fièvre typhoïde, la gangrène et l'angine putride. Le Dr Stevens l'a employée avec succès contre la dysenterie.

La baptisine est un remède américain, obtenu en précipitant par l'eau la teinture de *Baptisia tinctoria*. Elle est usitée comme antiseptique, altérant, tonique, laxatif, émétique, suivant la dose, dans les affections du foie, l'érysipèle; elle peut déterminer l'avortement.

MODE D'EMPLOI. DOSES. — Décoction, 30 gr. pour 600 gr. d'eau. — Baptisine, 2 centigrammes comme tonique; 10 centigrammes comme laxatif; 20 centigrammes comme émétique. — Extrait fluide, de $1^{gr},50$ à $3^{gr},50$. — Teinture à 1/5, de $3^{gr},60$ à $14^{gr},50$.

Baume de Caparapi. — DESC. — Ce produit s'obtient en pratiquant des incisions horizontales sur le tronc du *Laurus gigantea*.

PROP. PHYS. — Il possède une odeur aromatique, sa couleur est semblable à celle du tolu, mais il est un peu plus fluide que ce dernier.

PROP. THÉR. — Ce baume possède des propriétés stimulantes, qui le font employer dans le traitement des bronchites et des laryngites chroniques, ainsi que dans les affections des reins et des organes génitaux; il est aussi préconisé contre les morsures des serpents et les piqûres des insectes.

MODE D'EMPLOI. — Il s'administre intérieurement et extérieurement.

Bela. — SYN. — Coing du Bengale.

DESC. — Fruit demi-mûr et desséché de l'*Ægle Marmelos*, de la famille des Aurantiacées. Ce fruit est une baie de la dimension d'une grosse orange, à peu près sphérique, mais aplatie aux extrémités; il est couvert d'une écorce ferme, et est formé de 10 à 15 cellules, contenant, outre les graines, un mucilage tenace, qui, desséché, est dur et transparent.

PROP. THÉR. — Les feuilles sont anti-asthmatiques.

Le fruit est très astringent au goût, et la pulpe devient mucilagineuse au contact de l'eau; ses propriétés astringentes le rendent utile dans la diarrhée, la dysenterie, l'atonie de la muqueuse intestinale; il guérit sans occasionner la constipation.

MODE D'EMPLOI. DOSES. — A la dose de 30 à 60 grammes, toutes les deux ou trois heures. — Extrait fluide (*British Pharmacopeia*), à la dose de 4 à 8 grammes.

Dans les Indes anglaises, on emploie une décoction :

Fruit de bela desséché............	64 grammes.
Eau	600 —

On fait bouillir jusqu'à réduction de 125 grammes.

Benzanilide. — Formule C^6H^5CO,AzH,C^6H^5.

DESC. — Poudre blanche, cristalline, insoluble dans l'eau, soluble dans l'alcool (58 parties d'alcool à 20° et 7 parties d'alcool bouillant), difficilement soluble dans l'éther.

PRÉP. — Résulte de l'action du chlorure de benzoïle sur l'aniline, ou de celle de l'acide benzoïque sur l'aniline, en proportions équivalentes et à ébullition.

PROP. THÉR. — Le Dr Kahn en a obtenu de bons résultats, comme antipyrétique, dans la thérapeutique infantile (pneumonie, méningite, phtisie, bronchites). D'après les expériences faites dans la série des anilides, la benzanilide, l'acétanilide, la salicylanilide sont seules actives et la benzanilide s'est montrée supérieure par l'absence d'effets consécutifs désavantageux.

Doses. — On l'administre aux enfants à la dose de 10 à 60 centigrammes.

Benzeugénol. — $C^{18}H^6,C^{14}HO^4,C^2O^4O^2$.

Syn. — Éther benzoïque de l'eugénol.

Desc. — Cristaux incolores, inodores, amers, peu solubles dans l'eau, très solubles dans l'alcool chaud, le chloroforme, l'éther et l'acétone ; se colore en rouge pourpre avec l'acide sulfurique. Fond à 70°,5.

Prép. — On met en contact pendant 2 heures de l'eugénol et du chlorure de benzoïle à molécules égales, on chauffe légèrement, on reprend la masse par de l'alcool bouillant, on filtre et le benzeugénol pur se dépose par refroidissement.

Prop. thér. — L'eugénol, qui constitue la presque totalité de l'essence de girofles, jouit de propriétés antiseptiques analogues à celles des phénols et du gaïacol et on a proposé de le substituer à ce dernier dans le traitement de la tuberculose en injectant une solution de 10 p. 100 d'eugénol dans de l'huile d'olive stérilisée.

Quand on veut prescrire de l'eugénol par voie buccale, on a été obligé, à cause de son goût désagréable, de faire le composé benzeugénol que l'on donne aux mêmes doses que l'eugénol et le gaïacol.

Benzonaphtol. — $C^{10}H^7O,C^7H^5O$.

Syn. — Benzoate de naphtol, benzoyle β naphtol.

Desc. — Le benzonaphtol cristallisé dans l'alcool se présente sous forme de petits cristaux microscopiques de couleur blanchâtre. On peut aussi l'obtenir en aiguilles prismatiques assez volumineuses par une cristallisation lente et ménagée. Sa saveur et son odeur sont nulles. Il est presque complètement insoluble dans l'eau ; à 22° 100 grammes de ce véhicule n'en dissolvent que 1 centigramme. La solubiité dans l'alcool est plus grande ; elle croît rapidement avec la température. Il fond à 110°.

Prép. — MM. Yvon et Berlioz ont obtenu ce corps. Dans un ballon de verre de 2 litres environ de capacité, et placé sur un bain de sable, on introduit 250 grammes de naphtol β pulvérisé et poids égal (ou mieux un peu supérieur, 270 grammes) de chlorure de benzoïle très pur. On chauffe d'abord lentement, de façon à porter peu à peu la température à 125°. La réaction s'établit d'une façon régulière ; on élève ensuite progressivement la température jusqu'à 170° et on la maintient à ce point pendant une demi-heure. Par refroidissement, le liquide se prend en une masse très dure constituée par du benzonaphtol mélangé avec du naphtol non combiné.

Pour purifier le produit, M. Yvon conseille de concasser le produit brut et de le faire dissoudre dans l'alcool à 90 degrés bouillant que l'on doit employer en quantité suffisante, environ huit à dix fois le poids des deux composants. On filtre bouillant et par refroidissement le benzonaphtol cristallise. On introduit la bouillie cristalline dans une allonge en verre et on l'essore à la trompe. On lave ensuite avec de l'alcool froid à 90 degrés, on essore de nouveau et on dessèche. Le benzonaphtol, ainsi obtenu, n'est pas suffisamment pur ; il faut procéder à une nouvelle cristallisation.

Prop. phys. — Le benzoate de naphtol β introduit dans le tube digestif se décompose en naphtol β qui reste dans l'intestin et en acide benzoïque qui est éliminé partie en nature, partie transformé en acide hippurique : l'élimination se fait sous forme de sels alcalins.

Prop. thér. — Les premiers essais thérapeutiques ont été faits par M. le Dr Gilbert, médecin des hôpitaux. Le benzonaphtol s'est montré, au point de vue de l'antisepsie intestinale, tout aussi efficace que le bétol et, de plus, la toxicité de l'urine des malades diminuait dans une proportion considérable.

Le benzoate de naphtol β' a sur le naphtol β l'avantage d'être dépourvu de toute saveur et action irritante : il présente, en outre, sur le bétol, une supériorité très marquée, puisqu'il est diurétique et que l'un des produits de sa décomposition, l'acide hippurique (provenant de la transformation de l'acide benzoïque), est un élément normal de l'urine.

Le Dr Huchard reconnaît que le benzonaphtol est un antiseptique intestinal bien inférieur au naphtol.

MODE D'EMPLOI. DOSES. — Chez l'adulte, la quantité peut être portée à 5 grammes par jour et à 2 grammes chez l'enfant. Il est préférable d'administrer ce médicament à doses fractionnées, plutôt qu'à doses massives : un poids de 0,50cc (et même de 0,25) de benzonaphtol enfermé dans un cachet, ou donné en suspension dans un véhicule liquide (eau sucrée).

Benzoïl-tropéine. — SYN. — Tropsine.

PRÉP. — M. le Dr Giesel a retiré de la coca à petites feuilles de Java une nouvelle base, et Liebermann a montré que c'est le *benzoïl-φ-tropéine*, qui n'a aucune relation avec le groupe de la cocaïne, mais se rapproche, au point de vue clinique, de l'atropine.

DESC. — Pour les expériences, on a employé le chlorhydrate, l'alcaloïde étant insoluble dans l'eau ; on lui donne par abréviation le nom de *tropsine*.

PROP. PHYS. — Les expériences sur les grenouilles ont fait voir les différences suivantes entre la tropsine et la cocaïne : Son pouvoir toxique est moitié moindre que celui de la cocaïne. Elle produit une anesthésie locale beaucoup plus rapide. La susceptibilité individuelle varie dans d'étroites limites. L'animal revient plus promptement à lui qu'avec la cocaïne. Il n'y a pas de symptômes d'irritation.

Les expériences sur les lapins ont donné les résultats suivants : Susceptibilité individuelle légère à l'action toxique. Les centres nerveux sont souvent affectés différemment. Toxicité moitié moindre. L'action cardiaque déprimante est moins marquée, et le cœur peut reprendre ses battements sous l'influence de l'électricité.

Le professeur Schweigger, de Berlin, dans la chirurgie oculaire, a obtenu les résultats suivants :

Une solution à 3 p. 100 produit une anesthésie complète de la cornée plus rapidement que la cocaïne. On peut pratiquer sans douleur l'iridectomie deux minutes après l'instillation de deux gouttes de solution dans l'œil.

Cette anesthésie se prolonge pendant trois à six minutes après chaque instillation, mais une nouvelle instillation ne la prolonge pas davantage. Pas de mydriase, ou légère. Jamais d'ischémie, mais parfois une légère hypérémie passagère, et une légère cuisson, quand on emploie la solution saline normale comme dissolvant. Aucun symptôme inquiétant.

Pour enlever de l'œil les corps étrangers, la tropsine, en raison de son action plus rapide, paraît préférable à la cocaïne.

Le docteur Silex a obtenu des résultats analogues et a pu faire, sans douleur, la ténotomie une demi-minute après l'instillation d'une solution de benzoïltropéine à 3 p. 100.

Bétol. — Formule $C^{20}H^6(C^{14}H^6O^6)$. Éther salicyl β naphtolique.

Desc. — Soluble dans les huiles et l'alcool, il fond à 95°.

Prép. — Obtenu en faisant agir le naphtol β sur l'acide salicylique, en présence d'un déshydratant, comme l'oxychlorure de phosphore. Il joue chimiquement le rôle d'un éther analogue au salol.

PROP. THÉR. — Antiseptique et antipyrétique, préconisé contre la cystite, le catarrhe vésical et le rhumatisme articulaire, pour remplacer le salicylate de soude et l'acide phénique, à cause de sa non-toxicité relative.

MODE D'EMPLOI. DOSE.

Cachets laxatifs au bétol.

Salicylate de magnésie............. 10 grammes.
Bétol................................ 4   —
Craie préparée 3   —

pour 20 cachets. Un avant chaque repas (Dr Huchard).

Cachets eupeptiques au bétol.

Bétol...................... } ãã 4 grammes.
Pancréatine ou pepsine.......... }
Noix vomique pulvérisée........   40 centigr.

pour 20 cachets. Un au milieu de chaque jour (Dr Huchard.)

Cachets au bétol contre la diarrhée infectieuse.

Salicylate de bismuth........... } ãã 5 grammes.
Charbon pulvérisé.............. }
Bétol   2   —

pour 10 cachets, 3 à 4 par jour (Dr Huchard).

La dose quotidienne du bétol peut varier entre 1 à 2 grammes par jour.

Bismuth (Benzoate de). — PRÉP. — On peut l'obtenir en précipitant une solution de nitrate acide de bismuth par une solution de benzoate de soude. On ne doit laver qu'une fois à l'eau distillée.

PROP. PHYS. — Se dédouble dans l'économie en sel de bismuth et en acide benzoïque, l'acide benzoïque s'élimine par les urines sous forme d'acide hippurique.

Prop. thér. — M. Vigier préconise le benzoate de bismuth comme antiseptique du tube digestif présentant sur le salicylate de bismuth l'avantage du dédoublement en un acide facilement assimilable (acide benzoïque), tandis que l'autre peut présenter quelques dangers quand le rein est malade.

Mode d'emploi. Doses. — En paquets ou cachets de $0^{gr},25$ à $0^{gr},50$, à la dose de 1 à 6 par jour.

Bleu de méthylène. —Prop. thér. — Préconisé par Erlich et Lippmann, comme analgésique; administré par MM. Combemale et François avec succès dans les névralgies simples; avec des succès moindres dans les névrites et les douleurs de l'ataxie. Il a souvent donné de bons résultats dans les rhumatismes articulaires aigus et dans un cas de douleurs ostéocopes et d'hydarthrose traumatique. Deux heures après l'injection de ce composé, la douleur disparaissait et ne survenait que six à huit heures après. Aucun phénomène gênant ne fut signalé.

C'est un analgésique qui se fixe sur le cylindre-axe, en modifiant l'exagération morbide des fonctions sensitives du nerf.

Le bleu de méthylène étant une matière excellente pour colorer les plasmodies pathogènes de l'impaludisme (hématozoaires de Laveran), aussi bien sur les préparations desséchées que dans le sang frais, MM. Guttmann et Ehrlich ont eu l'idée d'employer cette substance comme médicament contre l'impaludisme même. Ils ont donc donné le bleu de méthylène à quelques malades atteints de fièvre intermittente à la dose de 50 centigrammes, par fraction de 10 centigrammes, toutes les trois heures, répétée pendant huit ou dix jours. Or, dès les premiers jours du traitement, la rate diminuait de volume et la guérison, après cinq ou six jours, pouvait déjà être considérée comme complète. Le seul désagrément de ce remède est de colorer les urines en bleu.

Le Dr Netchaiew l'emploie contre la néphrite aiguë et le mal de Bright. Il fait prendre au malade trois cachets par jour, renfermant chacun 3 centigrammes de bleu de méthylène. Sous l'influence de cette médication, on constate dès le jour suivant la coloration bleue de l'urine et une augmentation de la quantité des urines. Pendant les jours suivants, la quantité d'urine, qui était de 850 à 900 centimètres cubes, arriva jusqu'à 3600 centimètres cubes. Il vit en même temps s'amender d'abord, puis disparaître l'albuminurie, les cylindres hyalins, l'ascite, l'œdème, les phénomènes du côté du cœur et des poumons. La guérison complète fut obtenue dans ces trois cas au bout de neuf, douze et dix-sept jours de traitement.

Les Drs Boinet et Layet ont employé avec succès le bleu de méthylène à la dose de 0^{gr},50 pendant 8 jours dans la blennorrhagie, l'écoulement cesse dès le huitième jour.

Si l'innocuité de cet agent nervin est absolue lorsqu'il est pur, on ne saurait en dire autant de beaucoup d'échantillons de bleu de méthylène que l'on trouve dans le commerce. Il arrive en effet trop souvent que ce produit contient des substances étrangères, entre autres du zinc ou des produits organiques dérivés de la houille, encore mal connus, qui, non seulement, en altèrent les propriétés thérapeutiques, mais peuvent même le rendre dangereux. M. Doumer a découvert un procédé de purification qui me permet d'éliminer toutes ces substances étrangères et de préparer un bleu de méthylène chimiquement pur.

Mode d'emploi. Doses. — La dose qu'il convient d'employer pour obtenir les effets de sédation et de guérison de la douleur est de 20 à 40 centigrammes,

3.

de 4 à 6 pilules préparées par M. Doumer, par jour, en une ou plusieurs prises, avant les repas ou dans leur intervalle.

Boerhavia diffusa L. — Syn. — Ipéca.
Desc. — Plante de la famille des Nyctaginacées qui croît à la Guyane et aux Antilles.
Prop. thér. — Laxative et stomachique, employée dans la jaunisse, l'ascite, la rétention d'urine, les inflammations internes, la goutte et les rhumatismes, l'anasarque et l'insuffisance rénale. Administrée comme expectorante dans l'asthme. Elle est aussi émétique.
Mode d'emploi. — Infusion, à la dose d'une cuillerée à café.

Bonduc. — Syn. — *Cæsalpinia Bonduccella* Flem. *Guilandina Bonduccella* L.
Desc. — Plante de la famille des Légumineuses-Cæsalpiniées, qui croît aux Antilles, Réunion, Sénégal, Inde.
Part. empl. — Les semences.
Comp. — Contient une résine, que l'on appelle *bonducine* et qui est le principe actif.
Prop. thér. — Ce médicament, mélangé à l'huile de ricin, est employé en applications contre l'hydrocèle. Il serait tonique et antipériodique; il agirait souvent aussi vite que la quinine.
Mode d'emploi. Doses. — On administre les semences, à la dose de 50 à 75 centigrammes, 2 fois par jour. — Teinture 1/5, 30 gouttes. — Poudre composée de bonduc et poivre noir, de 1 à 2 grammes, 3 fois par jour. — Bonducine, de 10 à 20 centigrammes.

Boro-borax. — Prép. — On prépare la solution en chauffant parties égales de borax et acide borique.

Borax.............................. 10 grammes.
Acide borique....................... 10   —
Eau distillée....................... 100   —

DESC. — En évaporant le liquide on obtient des cristaux de réaction neutre; soluble dans l'eau froide à 16 p. 100, à la température du corps à 30 p. 100 et à l'ébullition 70 p. 100.

PROP. THÉR. — Au point de vue chirurgical, cette préparation présente. beaucoup d'avantages à cause de sa solubilité. Les solutions saturées à froid peuvent être employées avantageusement dans les maladies d'oreilles.

Boussingaultia baselloides. H. B. K. — DESC. — Plante de la famille des Chénopodées-Baselliacées, qui croît aux Antilles.

PART. EMPL. — Les racines.

PROP. THÉR. — Styptique énergique, dans les cas d'hémorrhagie utérine après l'accouchement.

MODE D'EMPLOI. DOSES. — Décoction, 90 grammes de racines pour 500 grammes d'eau ; une petite tasse, trois fois par jour, dans les cas graves ; une fois seulement, le soir, dans les cas ordinaires.

Bromamide. $C^6H^4AzBr^4$. — DESC. — Petites aiguilles incolores, inodores et insapides, insolubles dans l'eau, solubles dans l'alcool bouillant, l'éther, le chloroformé et les huiles. Il fond à 117° et se volatilise à 155° sans altération.

Le bromanide contient 75 p. 100 de son poids de brome.

PRÉP. — On l'obtient en faisant agir l'ammoniaque sur le bromure d'éthylène bromé.

PROP. THÉR. — Ce produit, préparé pour la première fois par MM. Fischedike et Kœcling, de New-York, a été proposé comme antithermique et analgésique.

M. Auguste Cailli a pu l'administrer à des lapins à la dose de 2 grammes, sans provoquer d'accidents ; ce médicament semble agir d'une façon toute particulière comme analgésique, dans les douleurs névralgiques, ainsi que dans les coliques menstruelles ; enfin chez les fébricitants, il abaisse la température, sans accompagnement de sueurs, comme on en observe après l'absorption de la plupart des antithermiques.

Doses. — 75 centigrammes à 1^{gr},25 chez les adultes, 6 à 20 centigrammes chez les enfants.

Brométhylformine. $C^3H^6Az^2C^2H^5Br$. — Prép. — M. Trillat a obtenu ce corps en faisant réagir le bromure d'éthyle sur une solution alcoolique étendue de formine. La formine a été obtenue par M. Trillat en traitant le formol par l'ammoniaque.

Desc. — Paillettes cristallines incolores, très solubles dans l'eau. La solution traitée par le carbonate de soude régénère le formol et donne du bromure de sodium. Elle n'a aucun goût désagréable.

Prop. thér. — Le Dr Bardet a essayé ce produit, il l'a administré à la dose de 2 à 4 grammes à des enfants ou à des femmes comme sédatif nerveux ; il a été très bien supporté, il a amené l'effet des bromures métalliques, sans provoquer aucun effet secondaire, et a été accepté sans difficulté par les malades qui éprouvent une certaine répugnance pour les bromures métalliques.

M. le Dr Féré, médecin à Bicêtre, a expérimenté ce produit pendant plus de trois mois, chez les épileptiques de son service.

Des observations de M. Féré, il résulte que, chez les épileptiques avérés, influencés par le bromure de potassium, on a pu remplacer le sel métallique par le sel organique, sans que les accès devinssent aussi fréquents que lorsqu'on cesse l'action du bromure ;

il y a une action sédative beaucoup plus faible, il
est vrai, mais il faut tenir compte de la faiblesse de
la dose. Les malades qui prenaient des doses de
8 et 10 grammes de bromure ont reçu des doses
identiques de brométhylformine, or la dose aurait
dû être de 12 et 15 grammes pour être équivalente;
c'est donc comme si l'on avait ramené les doses de
bromure potassique à 5 et 6 grammes.

Le Dr Bardet, présentant ce produit à la Société de
thérapeutique, tire cette conclusion que, chez des
épileptiques, sujets particulièrement sensibles à cette
médication, la brométhylformine a agi comme un
succédané du bromure, mais avec une activité moindre, et que, malgré les doses assez élevées, il n'y a
pas eu d'éruption bromique, et que l'éruption a disparu là où elle existait.

Mode d'emploi. Doses. — Solution aqueuse. Cachets à la dose de 8 à 10 grammes.

Bromoforme. — C^2HBr^3.

Desc. — Liquide, incolore. Il se dissout difficilement dans l'eau froide, facilement dans l'eau chaude.
l'alcool et l'éther.

Prép. — On l'obtient en traitant l'alcool par le
bromure de chaux, en faisant agir le brome sur les
citrates ou malates alcalins.

Prop. phys. — Il produit la narcose, mais à un
degré moindre que le chloroforme, sans provoquer
de vomissements. La période d'excitation est moins
accusée et l'anesthésie est plus durable.

Le bromoforme est un agent anesthésique et hypnotique. En prolongeant l'inhalation, on peut maintenir, aussi longtemps qu'on le veut, les animaux en-
dormis, sans crainte de voir survenir des troubles
de la respiration ou de la circulation (Dr Hénocque).

Trois opérations furent faites sur des malades

anesthésiés par le bromoforme : il ne survint aucun accident fâcheux, ni pendant, ni après la narcose.

Les enfants bromoformés mangent en se réveillant, et s'endorment peu après, sans éprouver de malaise.

PROP. BACT. — Il est très antiseptique. Une solution à 1 p. 100 tue les bactéries.

PROP. THÉR. — Ce médicament exerce une action irritante sur les muqueuses conjonctives et laryngo-pharyngiennes. M. Stepp l'a employé dans soixante-dix cas de coqueluche, et au point de vue prophylactique, aurait obtenu de bons résultats.

MODE D'EMPLOI. DOSES. — De 10 à 30 centigrammes, chez les enfants; de 1 gramme à $1^{gr},50$, chez les adultes.

M. Stepp recommande la dose quotidienne, suivant l'âge, de 5 à 20 gouttes, sous la forme suivante :

Bromoforme	10	gouttes.
Alcool	3 à 5	grammes.
Eau	100	—
Sirop	10	—

Une à deux cuillerées par heure.

La solution bromoformée est prise avec plaisir par les enfants, malgré sa forte odeur de brome.

Pour arriver à des résultats durables, il faut l'administrer régulièrement à des doses en rapport avec l'âge du malade et la gravité du cas.

Bromol. — SYN. — Tribromophénol.

DESC. — Poudre de couleur jaune citron, de saveur astringente, d'odeur spéciale et non désagréable.

Insoluble dans l'eau. Soluble dans l'alcool, l'éther, le chloroforme, la glycérine, les huiles fixes et essentielles.

Prép. — On l'obtient en saturant de brome l'acide phénique.

Prop. phys. — Peu toxique; donné sans inconvénient à la dose de 0,80 à un chien; antiseptique assez énergique.

Prop. thér. —Préconisé par le Dr Rademaker, de Louisville, à cause de ses propriétés antiseptiques, dans le traitement de la diphtérie et le pansement des plaies et ulcères.

Administré en usage interne dans le choléra infantile, la fièvre typhoïde et les abcès du poumon, à la dose de 5 à 15 milligrammes.

Mode d'emploi. Doses. — Pommade :

        Bromol........................... 4 grammes.
        Vaseline......................... 30 —.

Mixture :

        Bromol........................... 5 grammes.
        Huile d'olive.................... 150 —

Cachets médicamenteux de 0^{gr},01 à la dose de 1 à 2 fois par jour.

Bromure d'éthyle. — Desc. — Liquide très volatil, incolore, à odeur particulière qui entête. Densité 1,419.

Prép. — On l'obtient en mélangeant de l'alcool, du phosphore rouge et du brome et en distillant le mélange.

Prop. thér. —Produit l'anesthésie en deux ou trois minutes, ne donne pas d'irritation aux voies respiratoires, employé surtout en gynécologie et pour les petites opérations. On le prescrit en anesthésie locale contre les névralgies, les sciatiques.

Modes d'emploi. Doses. — Pris en inhalations

comme le chloroforme ou pulvérisé sur les parties à anesthésier.

Bromure d'éthylène. — $C^4H^4Br^2$.

Desc. — Liquide incolore, d'odeur agréable, de saveur sucrée, bout à 21°, se congèle à 0°.

Prép. — On l'obtient en faisant passer un courant de gaz éthylène pur dans du brome et en ayant soin de refroidir le flacon dans lequel s'opère la réaction.

Prop. thér. — M. le Dr Donath recommande cette préparation bromurée dans l'épilepsie pour éviter les inconvénients inhérents au bromure de potassium et qui se manifestent surtout quand on l'administre à dose très élevée. Les résultats obtenus sont satisfaisants, et ce médicament est appelé à rendre des services signalés toutes les fois que le bromure de potassium sera contre-indiqué.

Mode d'emploi. Doses. — Par suite de l'insolubilité du bromure d'éthylène dans l'eau, M. Donath l'a donné en émulsion huileuse à 5 p. 100 :

Bromure d'éthylène..	5 grammes.
Huile d'olive........	q. s. p. f. une émulsion à 5 0/0.

A donner (aux adultes), 2-3 fois par jour, 30 gouttes environ dans 1/3 de verre d'eau sucrée ; chaque troisième jour on élève la dose jusqu'à atteindre 40, 50, 70 gouttes par dose. Les enfants de dix, douze ans commencent par des doses de 10, 20 gouttes répétées 2 fois en 24 heures. Ces doses correspondent à 0^{gr},1 0^{gr},3 de bromure d'éthylène (2-3 fois par jour). La dilution avec l'eau sucrée ou avec du lait est indispensable, le bromure d'éthylène en émulsion huileuse à 5 p. 100 irritant fortement la muqueuse stomacale. On peut se servir aussi de la préparation suivante :

Bromure d'éthylène .... }
Alcool .....,................... } āā 5 grammes.

A prendre, 2-3 fois par jour 5, 10, 15 gouttes
dans 1/3 d'eau sucrée. Agitez énergiquement la solution avant d'en faire usage.

Aux sujets très irritables on peut prescrire des
capsules gélatinées dont chacune contient :

Bromure d'éthylène................. III gouttes.
Huile d'amande douce VI   —

A prendre, 2 ou 3 fois pour jour, 2 à 4 capsules.

Bryonia dioica Jacq. — SYN. —Couleuvrée, Navet
du diable, Vigne blanche, Vigne du diable.

DESC. — Plante de la famille des Cucurbitacées.

COMP. — Contient un alcaloïde, la *bryonine*, et
un glucoside, la *bréine*, isolé par M. le Dr Petresco,
de Roumanie.

PROP. THÉR. — Les propriétés purgatives et diurétiques de la bryone sont connues depuis longtemps.

M. Huchard recommande son emploi dans le traitement de la coqueluche, des affections fébriles et
des phlegmasies de l'appareil circulatoire ; il donne
la bryone en poudre, en décoction, en teinture, en vin.

M. le Dr Petresco préconise la bryone et surtout la
bréine comme hémostatique dans le traitement des
hémoptisies, des hématomes, des hémorrhagies
post partum. Il l'administre sous forme d'extrait
fluide ou de glucoside.

M. le Dr Cazenave de la Roche l'a employée avec
succès dans les phlegmasies des séreuses articulaires
et splanchniques ainsi que dans les rhumatismes.

MODE D'EMPLOI. DOSES. — Poudre à la dose de
50 centigrammes à 5 grammes par jour, décoction
(8 grammes par 1000). — Teinture à 1/5 de 2 à 3 gr.

— Vin (50 grammes pour 1 litre de vin de Grenache) à la dose de 30 à 60 grammes. — Extrait fluide à la dose de 2 à 3 grammes, bréine de 1 à 2 centigrammes.

Butyl-Chloral. — SYN. — Croton-Chloral. — Formule C^4HCl^3O. Corps découvert par Kramer et Pinner.

PRÉP. — On l'obtient en faisant passer un courant. de chlore dans l'aldéhyde, maintenu au début dans un mélange réfrigérant. L'action, d'abord très vive, devient ensuite moins intense et, vers la fin de l'opération, il faut élever la température à 100°. Il se dégage incessamment d'abondantes vapeurs d'acide chlorhydrique. L'opération terminée, le liquide est soumis à la distillation fractionnée; on recueille le produit qui distille entre 163° et 165°, qui n'est autre que le butyl-chloral.

La condition indispensable pour arriver à un bon résultat, c'est de faire agir le chlore en excès, jusqu'à ce que son action soit épuisée.

PROP. PHYS. — Administré à l'intérieur, le butyl-chloral produit rapidement le sommeil, comme son congénère, mais il a ce grand avantage, d'après M. O. Liebreich, de ne jamais produire le ralentissement du pouls et de la respiration.

Le même auteur lui accorde encore une innocuité parfaite pour l'estomac et les autres organes.

PROP. THÉR. — M. O. Liebreich le considère comme un des médicaments les plus efficaces pour combattre les névralgies faciales, la douleur cessant bien souvent avant l'invasion du sommeil. Les douleurs névralgiques dépendant de la cinquième paire sont supprimées par ce médicament.

En France, il a été étudié et expérimenté par MM. Worms, Weill et Bouchut. Les deux premiers ont constaté l'exactitude des faits avancés par

M. O. Liebreich en ce qui concerne son action et le
Dr Bouchut conclut ainsi : « Pour les personnes qui
ne voudront que dormir, le butyl-chloral pourra être
administré ; mais si l'on veut anesthésier, il devra
être mis de côté. »

D'après Hare, il est supérieur au chloral dans les
insomnies suivies de névralgies des nerfs crâniens;
il soulage les névralgies dues à des causes dentaires:
il réussit assez bien dans la migraine simple et
ophtalmique.

A doses égales, le butyl-chloral est inférieur au
chloral et moins actif que lui.

MODE D'EMPLOI. DOSES. — Potions. — Pilules. — Lavements. — En injections sous-cutanées, il produit
des eschares. — Solution :

Butyl-chloral hydraté.................	10 grammes.	
Alcool	10	—
Glycérine.............................	20	—
Eau distillée.........................	120	—

Une cuillerée de cette solution contient environ un
gramme de butyl-chloral. On en administre une ou
deux cuillerées par jour, contre les névralgies faciales.

Cactus grandiflorus L. — DESC. — Plante de la
famille des Cactacées qui croît aux Antilles et aux
Mexique.

COMP. — W. Sultan a isolé le principe actif, la
cactine.

Employé par les Drs Huchard et O' Méara dans les
affections organiques du cœur, le cactus paraît rendre des services, quand la digitale, le strophanthus et
les autres médicaments cardiaques n'ont pas réussi.
Cette plante est surtout utile dans les palpitations
du cœur hypertrophié par suite d'un exercice musculaire prolongé et excessif, ou quand l'hypertrophie

n'est plus compensatrice, surtout dans la régurgitation aortique. Dans les régurgitations aortiques non
compliquées, on n'emploie pas généralement la digitale, parce qu'elle prolonge la période diastolique
ou tend à augmenter la dilatation du ventricule gauche, et par suite gêne le cœur, en augmentant la
tension artérielle. Le cactus, en renforçant la systole,
tend à diminuer la diastole et vient ainsi en aide au
cœur par deux voies, sans avoir d'action, comme
la digitale, sur les centres vaso-moteurs.

Le cactus n'est pas aussi utile dans la régurgitation
mitrale et dans la dilatation des parois du cœur; ici
la digitale l'emporte de beaucoup, mais si parfois la
digitale ne réussit pas, on peut tirer quelque bénéfice
de l'emploi du cactus. Le grand avantage du cactus,
c'est qu'on n'a jamais observé d'effets d'accumulation ni d'action nuisible à l'estomac.

D'après Pitzer, le cactus réussit fort bien contre
l'épuisement sexuel, en relevant l'action du plexus
cardiaque des sympathiques et en améliorant la nutrition cardiaque.

Le Dr Williams dit que le cactus agit surtout sur
les nerfs accélérateurs du cœur, sur les ganglions
sympathiques en abrégeant la diastole et en stimulant
les centres nerveux spino-moteurs. Il est indiqué
dans l'abus du thé, du tabac, de l'alcool et de la
morphine.

Harvey et Bird le recommandent dans le rhumatisme chronique et subaigu, surtout lorsque les articulations sont prises, dans le but de prévenir les
complications cardiaques ou d'améliorer l'état du
cœur.

Pour Engestd, c'est presque un spécifique de l'angine de poitrine ou tout au moins de certains cas qui
sont dus à une défaillance partielle du cœur, car il
diminue les douleurs en donnant au cœur les moyens

de maintenir la tension artérielle, sans se fatiguer, et en tonifiant les centres vaso-moteurs.

La cactine a été employée contre les palpitations de cœur par O'Méara, Huchard.

D'après M. Myers, la cactine augmenterait l'énergie des contractions musculaires du cœur, ainsi que la tension artérielle; elle agirait aussi sur le système nerveux et particulièrement sur la substance grise de la moelle, dont elle exagérerait l'excitabilité réflexe. Sous ce rapport, son action se rapprocherait de celle de la strychnine.

D'après ces données physiologiques, la cactine conviendrait pour combattre l'atonie cardiaque d'origine nerveuse, non compliquée de lésions valvulaires. Elle rendrait également de grands services dans les accidents cardiaques liés à l'intoxication nicotinique.

A l'inverse de la digitale, la cactine pourrait être administrée d'une manière continue, sans danger d'accumulation et sans qu'il se produise de troubles gastriques.

MODE D'EMPLOI. DOSES. — Teinture 1/5 de cactus, de 10 à 40 gouttes, 3 fois par jour. — Extrait fluide, de 5 à 20 gouttes. — Dose maxima de cactine : 5 milligrammes.

Caféine. — SYN. — Théine. — Découvert par Rungle. — Formule $C^{16}H^{10}Az^4O^4$.

DESC. — Alcaloïde du café, du thé, que l'on rencontre dans la noix de kola et le guarana; fusible à 180°, volatile à 300°. Forme des sels, citrate, lactate, malate, valérianate, benzoate et salicylate de caféine.

PROP. PHYS. — A fortes doses (30 à 50 centigr.), elle détermine quelques phénomènes d'excitation nerveuse et vasculaire; à petites doses, elle produit un léger assoupissement, suivi d'une faible stimulation circulatoire, favorable à l'exercice des fonctions animales.

Prop. thér. — Le Dr Huchard rappelle les propriétés toniques, stimulantes et diurétiques de la caféine, qu'il considère comme un excellent cardiaque et un puissant diurétique (Lépine, Gubler, etc.).

Les injections de caféine abaissent la température dans la fièvre typhoïde, et combattent les phénomènes de dépression générale. M. Huchard les conseille dans le choléra.

Mode d'emploi. — Les formules que nous donnons sont dues à M. Tanret, qui s'est préoccupé de trouver des préparations ne laissant pas déposer la caféine.

A l'intérieur, potion :

Eau distillée....................	300 grammes.
Benzoate de soude.............. }	ãã 5 —
Caféine....................... }	

De deux à cinq cuillerées à bouche, par jour.

Pour éviter les accidents gastriques que provoque souvent ce médicament pris par la bouche, si cette potion n'est pas bien supportée, on a recours aux injections hypodermiques.

Benzoate de soude.....................	3 gr. 40
Caféine	2 gr. 50
Eau distillée........................	5 gr. 40 ou q. s.

Pour faire 10 centimètres cubes. Chaque centimètre cube contient 25 centigrammes de caféine.

On peut remplacer le benzoate par le salicylate et le cinnamate de soude.

Voici une autre formule d'injections sous-cutanées :

Benzoate de soude.............. }	ãã 1 gramme.
Caféine .... }	
Eau distillée..................	3 grammes.

Une seringue de Pravaz contient 25 centigrammes du médicament.

Doses. — A l'intérieur, de 20 à 80 centigrammes.

En injections hypodermiques, 60 centigrammes avec 1 gramme de benzoate de soude et 6 grammes d'eau distillée.

Caféine-chloral. — Composé chimique contenant parties égales de caféine et d'hydrate de chloral.

Prép. — Le chloral possède à un haut degré la propriété caractéristique de tous les aldéhydes de se combiner avec quelques substances chimiques jouissant de propriétés faiblement basiques, comme la formamide, l'urée, le cyanogène.

Desc. — Cette combinaison se présente sous forme de paillettes incolores, brillantes, facilement solubles dans l'eau.

Prop. thér. — La caféine-chloral a été employée par Ewald, de Berlin, comme purgatif, surtout comme drastique chez les goutteux et les rhumatisants. Ce mélange s'emploie par la méthode souscutanée. Mais c'est surtout dans le rhumatisme articulaire aigu que ce médicament s'est montré salutaire en calmant la douleur et en réduisant la durée de la maladie. Il faut, dans ce cas, faire de 2 à 3 injections (seringue de Pravaz) par 24 heures.

Mode d'emploi. Doses. — Voici la formule de Ewald :

Caféine-chloral......................	1 gramme.
Eau distillée......................	5 grammes.

Pour injections hypodermiques.

Une injection d'un gramme donne lieu, d'après l'auteur, à une action purgative très suffisante.

Caju. — Syn. — *Anacardium occidentale* L., Cajuero, Écorce antidiabétique, Acajou à pomme.

Desc. — Plante de la famille des Térébinthacées, qui croît au Brésil, aux Antilles, Sénégal, Guyane, la Réunion, Inde.

Comp. — Le péricarpe des noix contient une huile; c'est le *cardol*, $C^{21}H^{31}O^2$.

Prop. thér. — On emploie l'écorce dans le diabète insipide, en macération; autant que possible, le malade s'abstiendra de boire.

On emploie la noix en application contre les dermatoses rebelles (eczéma, psoriasis).

Le Dr Cazenave de la Roche la préconise à l'intérieur contre l'impuissance et surtout contre la débilité consécutive aux grandes maladies. Il a remonté beaucoup de malades atteints de l'influenza, en employant la teinture.

Le *cardol*, ou huile de péricarpe, est caustique et vésicant. On le recommande en application externe contre la lèpre et les ulcères graves. On doit le manier avec prudence; mais il n'a pas d'action vésicante sur le tube digestif.

Mode d'emploi. Doses. — On fait macérer pendant vingt-quatre heures 30 grammes d'écorce dans 250 grammes d'eau. Doses : un petit verre à vin, 3 à 4 fois par jour. Si au bout de trois à quatre jours, il n'y a pas d'amélioration, on ajoute 10 grammes d'écorce à la macération. — Teinture de noix 1/5, à la dose de 2 grammes dans une potion. — Teinture de cardol à 1/10, de 2 à 10 gouttes, comme vermifuge.

Calotropis gigantea R. Br. — Syn. — Mudar, Mercure végétal.

Desc. — Plante de la famille des Asclépiadées, qui croît dans l'Inde, Antilles, Cochinchine, Tahiti.

Prop. thér. — Tonique, altérant diaphorétique, émétique à haute dose.

On l'emploie contre la syphilis, la paralysie, l'épilepsie, les vers, l'herpès, le rhumatisme, la fièvre intermittente, la fièvre hectique, les morsures de serpent, la lèpre, la dysenterie. Le suc laiteux, qui est âcre, sert comme dépilatoire dans la teigne tonsurante; il est employé aussi pour calmer les douleurs des dents cariées.

MODE D'EMPLOI. — Poudre de la racine, comme tonique altérant à la dose de 25 à 30 centigrammes, 2 fois par jour en cachets médicamenteux. — Poudre d'écorce, comme émétique, à la dose de 2 à 4 grammes.

Camphorique (Acide). — Formule $C^{20}H^{16}O^8$.

PRÉP. — On chauffe du camphre dans 10 fois son poids d'acide azotique de densité 1,27, dans un réfrigérant à reflux jusqu'à ce qu'il n'y ait plus de vapeurs rutilantes.

On distille l'acide azotique, on sature de carbonate de soude et on précipite par l'acide chlorhydrique.

PROP. THÉR. — C'est un médicament propre à combattre les sueurs des phtisiques ou les sueurs ordinaires. Les sueurs normales trop abondantes sont supprimées par l'emploi d'une solution alcoolique. Le Dr Leu a obtenu des résultats satisfaisants en faisant prendre aux phtisiques de 2 à 5 grammes d'acide camphorique. L'effet ne se produit souvent que le lendemain, mais son action persiste.

D'après le Dr Combemale, l'acide camphorique réussit contre les sueurs pathologiques, rhumatisme, fièvre typhoïde à forme sudorale, cavernes syphilitiques, dyspepsie. De plus il possède des propriétés antiseptiques ou plutôt destructives des produits solubles microbiens (ptomaïnes, leucomaïnes). L'acide camphorique agirait aussi sur les diarrhées ordinaires et les diarrhées diphtéritiques en calmant les douleurs de l'entérite tuberculeuse.

M. Bohland, s'appuyant sur le fait que l'acide camphorique s'éliminait rapidement par les urines, l'a employé dans le traitement des maladies des voies urinaires, et surtout dans la cystite. Il arrête la fermentation ammoniacale, et modifie heureusement les phénomènes inflammatoires. Il agit surtout dans la cystite chronique consécutive aux lésions de la moelle. Dans ce cas, M. Bohland prescrit des cachets de 1 gramme, au nombre de trois ou quatre par jour, à intervalles réguliers, mais l'acide camphorique n'a aucune efficacité sur les cystites aiguës.

D'après Hartleib, des gargarismes avec une solution à 1 p. 100 d'acide camphorique ont rendu des services dans l'angine et la pharyngite catarrhale.

MODE D'EMPLOI. DOSES. — On emploie la solution alcoolique ou les cachets à la dose d'abord de 2 grammes, puis de 4 à 5 grammes en deux fois.

Cancroïne. — Le prof. Adamkiewicz a donné ce nom au médicament qu'il prépare pour le traitement des affections cancéreuses.

PRÉP. — On obtient ce produit en divisant convenablement les tissus cancéreux, dont on fait ensuite une pâte en broyant la masse avec de l'eau stérilisée. On filtre et on recueille un liquide opalescent de réaction faiblement alcaline et qui possède des propriétés toxiques.

PROP. THÉR. — L'auteur emploie également, sous le nom de *cancroïne*, une solution à 50 p. 100 de neurine neutralisée par l'acide citrique, solution à laquelle il ajoute un peu de phénol.

PROP. PHYS. — La cancroïne ne serait, d'après l'auteur, qu'un produit de l'activité d'organismes existant dans les tissus malades, organismes auxquels il donne le nom de *sarcolythes*. Cette cancroïne ressemblerait beaucoup, tant physiquement que physiologiquement, à la neurine.

Mode d'emploi. Doses. — L'auteur pratique au moyen de cette solution des injections sous-cutanées et provoquerait ainsi la destruction des organismes qu'il considère comme étant la cause des affections cancéreuses. Il s'agirait donc ici d'une sorte de vaccination.

Cannabis indica Lam. — Desc. — Plante de la famille des Ulmacées, qui croît dans l'Inde et en Perse.

Prop. thér. — On l'emploie, dans l'Inde, contre le tétanos, le delirium tremens, les convulsions des enfants, les maladies nerveuses, l'asthme et la coqueluche. D'après Arronson, l'alcoolé donne de bons résultats comme anesthésique local, surtout pour l'extraction des dents.

On l'a préconisé pour hâter le travail de la parturition, dans le cas d'atonie de l'utérus.

Mode d'emploi. Doses. — Tannate de cannabine, de 7 à 25 centigrammes. — Extrait, de 5 à 10 centigrammes. — Teinture, de 5 à 30 gouttes.

Cantharidate de cocaïne. — Prép. — Mélange imaginé par A. Hennig de cantharidate de soude avec 1 p. 100 de chlorhydrate de cocaïne.

Desc. — Poudre blanche amorphe, inodore, de saveur âcre et piquante, peu soluble dans l'eau froide, facilement soluble dans l'eau chaude et insoluble dans l'alcool, l'éther et la benzine.

Prop. thér. — Cette préparation est employée en injections hypodermiques contre la tuberculose laryngée et les affections catarrhales chroniques des voies respiratoires supérieures. Elle présente, sur les injections aux cantharidates ordinaires, l'avantage d'être absolument indolore. Hennig emploie deux solutions à 0^{gr},075 et 0^{gr},15 pour 50 grammes d'eau chloroformée. On opère deux injections avec la première solution et une avec la seconde (soit 0^{gr},0001 cantharidine). On peut atteindre la dose de 0^{gr},0004, parce que des doses plus fortes (jusqu'à 0^{gr},001) ont été supportées par les reins et l'intestin.

Cantharidate de potasse. — $C^{20}H^{12}K^2O^{10}$.

PRÉP. — Dans un ballon de 1 litre on chauffe au bain-marie 1 gr. de cantharidine, 0^{gr},40 d'hydrate de potasse et 20 cc. d'eau distillée jusqu'à ce que le liquide soit devenu clair. On complète le litre en ajoutant de l'eau distillée peu à peu et en chauffant.

PROP. THÉR. — Le professeur Liebreich préconise ce médicament contre la tuberculose et surtout pour en calmer la toux incessante de la première période ; quand il n'y a pas de lésion du rein, il n'y a aucun accident de congestion du rein lorsque l'on opère avec ménagement.

MODE D'EMPLOI. DOSES. — Cette solution s'emploie en injections sous-cutanées. On commence par la dose de 1 milligramme et on élève la dose au cours du traitement jusqu'à 2 milligrammes. On laisse un jour de repos entre chaque injection.

Capsella bursa pastoris Moench. — SYN. — Bourse à pasteur.

DESC. — Plante de la famille des Crucifères, qui croît, en Europe, au bord des chemins et des rivières.

PART. EMPL. — La plante entière.

COMP. — Contient une huile essentielle sulfurée.

PROP. THÉR. — M. E. Merck présente ce produit sous forme d'extrait fluide comme un bon hémostatique.

Le Dr Oefele emploie l'extrait fluide de plante fraîche dans les hémorrhagies ; cette préparation ne produit aucun malaise, elle agit aussi favorablement que l'hydrastis canadeusis, dont elle n'a pas le goût désagréable.

Mode d'emploi. Doses. — Extrait fluide américain, à la dose de 10 grammes dans un julep gommeux. Dose maxima en vingt-quatre heures, 30 grammes.

Carapa guianensis Aubl. — Syn. — Noix de Crab, *Carapa touloucouna.*

Desc. — Plante de la famille de Méliacées, qui croît à la Guyane et au Sénégal.

Comp. — On retire des graines une huile concrète, de consistance de beurre, onctueuse au toucher, jaune, de saveur amère.

Prop. thér. — L'huile est très employée par les naturels contre les affections cutanées, les piqûres de moustiques et de mouches. Les fruits sont émétiques. L'écorce est amère, tonique et fébrifuge.

Cardine. — Prép. — Extrait pharmaceutique de cœur préparé de la façon suivante par M. W. A. Hammond :

Mille grammes de cœur de bœuf coupé en menus fragments, préalablement lavé dans une solution saturée d'acide borique, sont soumis à l'action d'un liquide composé de :

Glycérine......................	1000	grammes.
Ac. borique (solution saturée à 15°).	1000	—
Alcool	800	—

On agite le mélange chaque jour pendant *huit mois*, puis on le soumet à une forte pression. La substance cardiaque qui reste, après que le liquide surnageant a été séparé par un filtre en pierre poreuse, est soumise à une pression considérable dans une presse métallique et le liquide qui passe est versé sur un filtre. Le reste du procédé demande plusieurs semaines.

4.

Desc. — La solution de cardine est limpide, transparente, de couleur pâle, d'une densité de 1 p. 100. Quand on l'agite ou qu'on la soumet à des variations considérables de température, il se forme un léger précipité floconneux, de nature albuminoïde, que l'on sépare par la filtration. Il faut prendre les précautions les plus rigoureuses d'antisepsie pour préparer cet extrait, car il doit être injecté dans le sang, et les substances employées pour obtenir cette asepsie ne doivent pas être nuisibles à l'organisme ni avoir d'effet physiologique. Aussi l'asepsie devra-t-elle être faite par la chaleur ou l'acide borique.

Prop. phys. — Avec cette substance le pouls devient plus plein, fort et fréquent au bout de dix minutes. La pression artérielle et la diurèse augmentent. La quantité d'urine émise dépasse de 300 à 600 grammes la quantité normale. Le nombre de globules rouges mesurées à l'hématomètre devient plus considérable.

Prop. thér. — Le Dr Hammond considère la cardine comme un tonique du cœur de très grande valeur et comme pouvant exercer un heureux effet sur la composition du sang. La cardine offre des avantages sérieux non seulement dans les cas de faiblesse du cœur, mais encore et le plus souvent dans les cas de prostration nerveuse avec anémie et parfois la chlorose ; les cas ordinaires cèdent au bout de huit à douze jours de traitement, les cas graves nécessitent un traitement de quatre à cinq semaines.

Mode d'emploi. Doses. — Pour un adulte, la dose de trente centimètres cubes est suffisante en injection hypodermique, mais il faut prendre le plus grand soin de ne pas introduire dans le liquide de matière morphologique, en ayant soin de stériliser le liquide.

Carica Papaya L. — Syn. — Papajo, Arbre à melon.

Desc. — Plante de la famille des Bixacées, qui croît aux Antilles. On retire par incision un suc liquide, laiteux et neutre. On le mélange de glycérine, d'eau sucrée et d'essence de menthe, pour la conservation dans le voyage.

Comp. — Elle contient :

1° De la *papaïne*, étudiée par Wurtz ;

2° La *carpaïne*, nouvel alcaloïde découvert dans les feuilles de papayer, par M. Greshoff, à Java.

Prop. thér. — La papaïne est un ferment digestif, qui attaque, ramollit et enfin dissout à + 40° la viande, la fibrine, le blanc d'œuf et le gluten.

On l'emploie pour dissoudre les plaques diphtéritiques, les cors, les verrues et en général les duretés de la peau et pour faire disparaître les taches furfuracées du visage.

La papaïne est anodine, quand elle est administrée à l'intérieur, même à fortes doses, dans le cas de maux d'estomac ; elle diminue l'acidité de la salive.

La carpaïne est un poison du cœur, qu'il ralentit. La dose mortelle pour un poulet de 500 grammes a été trouvée égale à 20 centigrammes. Une dose de 5 centigrammes injectée à un poulet de 350 grammes n'a pas produit de symptômes toxiques ; avec 10 centigrammes des symptômes d'empoisonnement se montrèrent après 10 minutes pour disparaître après 25.

Les graines sont vermifuges et tænicides ; les racines à l'état frais sont rubéfiantes.

Mode d'emploi. Doses. — Solution à 4 p. 100 dans la diphtérie. — Pilules de 6 centigrammes, à prendre 2 ou 3, dans la fièvre et les coliques néphrétiques. — Mixture : papaïne 72 centigrammes, borax 30, eau 7,20 pour badigeonner les verrues, les condylomes.

Cascara amarga. — Syn. — *Picramnia antidesma,* Écorce de Honduras.

Desc. — Plante de la famille des Rutacées.

Comp. — La plante renferme un alcaloïde, la *picramnine*, soluble dans le chloroforme et peu soluble dans l'éther et la benzine, insoluble dans les acides et les alcalis. Les sels sont amorphes et seulement solubles dans l'eau.

Prop. thér. — Le Dr Frohling, de Mexico, emploie le cascara amarga comme altérant contre la tuberculose syphilitique.

L'extrait liquide est donné dans la syphilis secondaire chez l'adulte. Les symptômes disparaissent assez vite, et l'action tonique du médicament est remarquable.

Frohling aurait vu, dans un cas d'iritis spécifique, une amélioration manifeste survenir au bout de trois jours. L'atropine avait été cessée.

Mode d'emploi. Doses. — Extrait fluide, de 40 à 50 gouttes.

Cascara sagrada. — Syn. — *Rhamnus Purshianus* D C., Écorce sacrée.

Desc. — Plante de la famille des Rhamnacées, qui croît en Californie.

Comp. — M. A. Prescott, de l'Université de Michigan, a trouvé du tannin, de l'acide oxalique, de l'acide malique, de l'amidon, de l'huile fixe et une petite proportion d'huile volatile et, enfin, quatre corps résineux plus ou moins solubles dans l'alcool, l'éther, le chloroforme, le sulfure de carbone, etc.

M. Limousin croit que ces derniers corps sont tous plus ou moins dérivés de l'acide chrysophanique, dont M. Prescott ne signale pas l'existence, mais que M. Limousin a trouvés en proportion notable.

Prop. thér. — D'après M. Limousin, cette écorce semble appelée à occuper une place importante parmi les médicaments purgatifs.

On l'emploie contre la dyspepsie opiniâtre ou la constipation bilieuse, particulièrement quand les cathartiques ne sont pas supportés; comme tonique et laxatif, dans les fièvres intermittentes ou rémittentes.

MODE D'EMPLOI. DOSES. — Le Dʳ Landowsky a constaté les effets laxatifs de cette substance à la dose de 0ᵍʳ,25 de poudre administrée en cachets, et même son action purgative, quand on répète cette dose 3 à 4 fois, à plusieurs heures d'intervalle.

Extrait fluide, de 10 à 60 gouttes. Les médecins américains l'emploient souvent sous cette forme; mais le médicament ainsi administré est mal toléré par les malades, à cause de son goût nauséeux. — Sirop, préparé avec 5 grammes d'extrait fluide pour 30 grammes.

Cassia occidentalis L. — SYN. — *Fedegosa*, Café nègre.

DESC. — Légumineuse, qui croît en Cochinchine, dans l'Inde, aux Antilles, au Sénégal.

PART. EMPL. — La graine, vulgarisée par M. Natton, et étudiée par MM. Heckel, Schlagdenhaufen et Clouet.

COMP. — On n'a pas trouvé d'autre principe que le tannin et une matière colorante, l'*achrosine* de Clouet. Formule $C^{11}H^{18}O^8$.

PROP. THÉR. — Les graines jouissent au plus haut degré de propriétés fébrifuges et antipériodiques telles, qu'on s'en sert pour remplacer la quinine quand celle-ci a échoué. Elles sont en outre toniques, antianémiques. — La racine est tonique et diurétique. — Les feuilles sont fébrifuges et antipériodiques. — M. Martineau a préconisé cette plante comme reconstituante et antidysménorrhéique; elle est très utile contre la fièvre et les sueurs des phtisiques.

MODE D'EMPLOI. DOSES. — Infusion de graines, macération, 15 grammes pour 250 grammes d'eau, à prendre en 2 ou 3 fois. — Infusion de café nègre torréfié, comme une infusion de café. — M. Natton a préconisé un vin, un élixir, à la dose de 4 cuillerées à café par jour.

Catarthinique (Acide). — Desc. — Obtenu du séné par Gentz, se présente sous la forme d'une poudre jaune brunâtre peu soluble dans l'eau.

Prop. phys. — Ce purgatif agit à la dose de 5 à 15 centigrammes ; les effets se manifestent 8 à 10 heures après l'injection. Chez les sujets sains ayant pris le remède seulement pour étudier son action physiologique, il provoque parfois des selles fréquentes (jusqu'à cinq en une demi-journée) et des coliques légères ; chez les personnes atteintes de constipation chronique, au contraire, les coliques ne s'observent pas dans la généralité des cas. Plus tardive était l'action du médicament, et moins accusées étaient les sensations désagréables éprouvées par les malades.

Prop. thér. — Grâce à cette circonstance, et prenant en considération l'absence de toute saveur désagréable, de même que la certitude et l'énergie de son action, on peut prédire à l'acide catarthinique une place honorable parmi les purgatifs.

Chez les enfants âgés de deux à quatre ans, l'acide catarthinique sera prescrit à la dose de 0 gr. 05 (mélangé avec du sucre) et à la dose de 0 gr. 15 chez les adultes. Le Dr Dehio l'a essayé sur six sujets bien portants et quinze malades dont un médecin qui, souffrant de constipation chronique habituelle, l'a pris à quatre reprises et toujours avec succès.

Mode d'emploi. Doses. — Le docteur Dehio le formule comme suit :

Acide catarthinique.......... de 5 à 15 centigr.
Sucre blanc.................. de 30 à 50   —

Pour un cachet. — En faire six semblables.

A prendre tous les jours ou un jour sur deux un cachet.

Cayapona globulosa L. — Desc. — Plante de la famille des Cucurbitacées, qui croît au Brésil.

Prop. thér. — Purgatif énergique, employé comme dépuratif dans les affections cutanées chroniques et aussi comme emménagogue puissant.

Les fruits sont drastiques, comme la coloquinte; l'alcaloïde, la *cayaponine*, purge fortement, à la dose de 6 milligrammes.

L'injection sous-cutanée est irritante, sans action purgative (Delpech).

Cerbera Thevetia L. — Syn. — Noix de serpent, Bagage à collier, Ahoui des Antilles.

Desc. — Plante de la famille des Apocynacées, qui croît dans l'Inde et aux Antilles.

Part. empl. — La graine.

Comp. — Huile fixe. Glucoside, la *thévétine* $C^{54}H^{84}O^{24}$ (Dr de Vrij).

Prop. thér. — Les graines et l'écorce sont éméto-cathartiques; la thévétine est un poison cardiaque, agissant sur les nerfs pour amener la paralysie. On emploie l'écorce comme antipériodique dans les fièvres intermittentes, sous forme d'extrait aqueux à la dose de 1 centigramme. A forte dose, c'est un toxique stupéfiant énergique.

Mode d'emploi. Doses. — On peut employer la poudre, la décoction et l'extrait aqueux, en ayant soin de ne pas dépasser pour l'emploi thérapeutique la dose correspondant à 25 centigrammes d'extrait.

Cereus grandiflorus L. — Desc. — Plante de la famille des Cactées, qui croît au Mexique.

PROP. PHYS. — Cette substance a été étudiée par le Dr Giovelli et employée sous forme de teinture à la dose de 50 à 200 gouttes par jour, ne produit aucun phénomène d'intoxication, et on peut la donner pendant longtemps sans inconvénient.

Elle exerce une influence heureuse sur l'appareil circulatoire, et on peut l'expliquer par la régularisation du pouls; elle favorise la diastole des artères et diminue la résistance périphérique à la circulation sanguine.

PROP. THÉR. — Les effets thérapeutiques obtenus ne sont pas de longue durée et marchent de pair avec l'administration du remède. On peut le conseiller dans les affections organiques du cœur, excepté les cas graves d'arythmie, quand on veut obtenir un effet prompt et quand les autres cardiaques n'ont pas donné de bons résultats. Cette substance serait également utile dans les troubles fonctionnels du cœur, quelle qu'en soit la cause, spécialement dans les cas nerveux.

Il importe peu que ce remède soit pris avant, pendant ou après les repas; il paraît mieux agir quand le malade est à jeun.

Les expériences ont porté, dans la clinique du professeur Bozzolo, sur quatre cas d'insuffisance mitrale, un de sténose mitrale, un d'insuffisance aortique, un de maladie de Basedow, deux de rhumatisme, deux de chorée et un d'anémie légère.

MODE D'EMPOI. DOSE. — Le Dr Giovelli emploie la teinture à la dose maximum de 300 gouttes dans les vingt-quatre heures, prises en deux ou trois fois dans un peu d'eau.

Cérium (Oxalate de). — DESC. — Poudre d'un blanc gris, insoluble dans l'alcool et dans l'éther.

PROP. THÉR. — M. Campardon l'a employé contre

les vomissements nerveux, et en particulier contre ceux de l'hystérie.

Le Dr Blondeau l'emploie dans les vomissements de la grossesse.

Il est recommandé contre la toux, particulièrement dans le premier stade de la phtisie. On l'administre plusieurs fois par jour sous forme de poudre à la dose de 30 à 60 centigrammes. La toux est calmée et le sommeil amélioré.

DOSES. — De 0^{gr},05 à 0^{gr},10 par jour.

Cétrarin. — SYN. — Acide cétrarique. $C^{18}H^{16}O^8$.

DESC. — Cristallise en aiguilles fines, blanches, qui ne se dissolvent que dans l'alcool concentré bouillant.

PRÉP. — Acide extrait du lichen d'Islande en faisant bouillir la poudre de lichen une demi-heure avec de l'alcool mélangé de 15 grammes de carbonate de potasse par kilog. de liquide. Le liquide filtré est traité par l'acide chlorhydrique dilué qui précipite l'acide cétrarique qu'on purifie par des épuisements à l'alcool faible et l'éther.

PROP. PHYS. — Le professeur Kobert a combattu l'opinion qui attribue au cétrarin la propriété d'augmenter la pression sanguine. De ses expériences sur les animaux, il conclut qu'il a pour effet d'exciter les mouvements de l'estomac et de l'intestin, mais qu'à dose exagérée il est antipéristaltique.

Un autre effet du cétrarin est d'accroître le nombre des globules rouges et blancs du sang, surtout quand leur diminution résulte d'une cause pathologique.

A petites doses, c'est un stimulant modéré du système nerveux central.

PROP. THÉR. — Il a observé aussi son influence favorable sur les malades atteints de constipation chronique.

Son emploi paraît indiqué chez les chlorotiques

qui souffrent de pertes d'appétit, de constipation et de langueur.

Doses. — La dose recommandée par Kobert est de 1 décigramme.

Chaulmugra ou **Chaulmoogra.** — Syn. — *Gynocardia odorata* Roxb.

Desc. — Arbre de la famille des Bixacées qui croît dans l'Inde et à la Réunion.

Prép. — L'huile de chaulmoogra est extraite des semences.

Prop. thér. — Les indigènes l'emploient contre les maladies de peau, les scrofules et la syphilis.

Dans les pays chauds, à Maurice et à la Réunion, les médecins en font un usage journalier contre la lèpre, surtout dans les formes tuberculeuse et anesthésique. Dans les phases phagédéniques, ce médicament donne une guérison rapide.

Le Dr Marsh l'a employée dans un cas d'eczéma pustuleux, datant de cinq ans, en badigeonnages abondants deux fois par jour, avec un traitement tonique interne; au bout de cinq semaines, l'éruption avait disparu, laissant la peau douce et flexible.

Le Dr Vidal s'en sert pour favoriser la disparition des tubercules.

Le Dr A. Hardy la prescrit avec succès dans les cas de psoriasis invétéré, et le Dr Hilles dans la lèpre véritable. Le Dr Egan a guéri six cas de sciatique chronique avec un liniment d'huile de chaulmoogra en application externe.

Le Dr Murrel en préconise l'emploi contre la phtisie, quand les malades ne peuvent plus supporter l'huile de foie de morue.

Mode d'emploi. Doses. — A l'intérieur, les indigènes prennent l'huile à la dose de 30 à 40 gouttes pour les adultes et 3 gouttes mêlées à du lait pour les enfants. — Capsules, contenant chacune 0^{gr},15 d'huile : dose de 2 à 4 par jour.

A l'extérieur, badigeonnages avec l'huile pure. — On fait des liniments composés d'huile et d'alcool ou de chloroforme ou de menthol :

```
Huile .......................................  30
Alcool de chaulmoogra......................   4
```

Le Dr Vidal prépare la pommade suivante :

```
Huile de chaulmoogra................  2 parties.
Vaseline............................  5    —
Paraffine...........................  1    —
```

L'*acide gynocardique*, retiré de l'huile de *Gynocardia odorata*, s'administre en pilules ainsi composées :

```
Acide gynocardique...........  25 milligrammes.
Extrait de gentiane...........  75    —
  —    de houblon............  75    —
```

2 pilules par jour; on peut augmenter la dose jusqu'à 12 par jour.

Chionanthus virginica L. — Desc. — Bel arbuste de la famille des Oléacées, originaire de l'Amérique septentrionale, que l'on cultive dans nos jardins et auquel la belle couleur blanche de ses fleurs a fait donner le nom d'*Arbre de neige*.

Part. empl. — L'écorce de la racine.

Comp. — Le Dr Justice y a trouvé de la saponine.

Prop. thér. — Apéritif, cholagogue, diurétique et altérant. Certains auteurs l'ont préconisé contre la jaunisse. Le Dr J.-A. Henning le regarde, en effet, comme un des meilleurs remèdes à employer dans cette maladie et le prescrit dans tous les cas où la peau revêt une teinte jaunâtre. Bien que ce soit un faible stimulant du foie, il le préconise comme devant être prescrit quand il y a congestion du système de la veine porte. Il paraît en même temps stimuler le système lymphatique et posséder une action diurétique et diaphorétique. Quand le foie est indolent, il faut employer en même temps les autres stimulants, tels que la podophylline et la leptandrine.

MODE D'EMPLOI. DOSES :

Extrait fluide de chionanthus......	30	grammes.
Podophylline.......................	4	—
Acétate de potasse.................	2	—
Eau................................	120	—

4 grammes toutes les trois ou quatre heures.

Extrait fluide, généralement employé à la dose de 2 à 4 grammes, deux ou trois fois par jour.

Chloralose. — SYN. — Anhydroglycochloral.

PRÉP. — M. Hanriot a obtenu le chloralose en faisant agir le chloral anhydre sur le glucose.

DESC. — Cristaux blancs solubles dans l'eau bouillante, insolubles dans l'eau froide, à saveur amère et nauséeuse.

PROP. PHYS. — M. Ch. Richet a étudié l'action physiologique du chloralose : A la dose de $0^{gr},3$ à $0^{gr},5$ par kilo d'animal, le sommeil se produit au bout d'une demi-heure et profond au bout d'une heure et demie; l'animal non seulement a conservé l'action de ses réflexes, mais ceux-ci sont exagérés. L'anesthésie est complète, tandis que le moindre choc extérieur détermine un soubresaut général, une sorte de convulsion tétanique. Au delà de $0^{gr},50$ par kilo d'animal la mort survient par arrêt de la respiration.

PROP. THÉR. — MM. Ch. Richet, Moutard-Martin, Landouzy, P. Maire et Ch. Segard ont employé le chloralose comme somnifère à la dose de $0^{gr},30$ à

0^{gr},60. Ce remède a bien réussi dans tous les cas où l'administration du chloral comme hypnotique est indiquée, et comme anesthésique à des doses plus fortes, le maximum étant 1^{gr},50.

D'après les Drs Héricourt et Ch. Féré le chloralose est surtout indiqué comme hypnotique dans les affections cardiaques ; il a encore le grand avantage d'être très bien toléré par l'estomac.

Mais on ne doit l'administrer qu'avec beaucoup de prudence aux hystériques, car chez ces malades, il provoque parfois l'apparition de troubles variés en apparence très inquiétants : tremblements généralisés, sommeil léthargique, paralysies diverses, dont la durée n'excède d'ailleurs pas vingt-quatre heures, et qui disparaissent sans laisser de traces.

Comme la tare hystérie est souvent méconnue, il est indiqué de ne jamais commencer par des doses supérieures à un décigramme. En tout cas, la dose de 0^{gr},40 par jour doit être considérée comme une forte dose qu'il ne faut dépasser que dans des circonstances spéciales ; ce n'est guère que chez les grands épileptiques et chez les aliénés qu'on a pu sans inconvénient (Ch. Féré) arriver aux doses de 1^{gr}.50.

MODE D'EMPLOI. DOSES. — Se donne sous forme de cachets de 0^{gr},10 à la dose de 1 à 3 par jour.

Chlorate de soude. — PRÉP. — On précipite une solution de chlorate de baryte par une solution de sulfate de soude. On filtre, on évapore, et on fait cristalliser.

DESC. — Gros cristaux incolores, très solubles dans l'eau.

PROP. THÉR. — M. le Dr Brissaud a signalé les heureux résultats obtenus par lui de l'emploi du chlorate de soude dans le traitement du cancer de l'estomac.

Ce qui lui a donné l'idée d'essayer ce médicament, c'est qu'on a, à plusieurs reprises, traité avec quelques succès certains épithéliomas par le chlorate de potasse. D'autre part, il a substitué au chlorate de potasse le chlorate de soude, parce que ce dernier est moins toxique.

Dans certains cas, l'amélioration a été telle qu'on aurait été tenté de croire à une erreur de diagnostic.

Le chlorate de soude ne réussit pas dans le traitement de toutes les tumeurs de l'estomac ; il est surtout efficace dans les formes épithéliomateuses non généralisées ; les formes interstitielles et les formes sarcomateuses résistent à ce mode de traitement.

Huchard a confirmé ensuite les bons effets obtenus par ce médicament. La dose de 8 à 10 grammes suffit pour calmer les vomissements et les douleurs et vaincre l'anorexie.

Quelques auteurs prétendent même avoir obtenu une diminution et une disparition de la tumeur stomacale.

Contre-indication. — L'albuminurie.

Mode d'emploi. Doses. — Les Drs Brissaud et Huchard préconisent la formule :

Eau distillée................... 300 grammes.
Chlorate de soude............ 8 à 12   —

à prendre dans la journée à doses espacées. Dose maximum 16 grammes.

Les doses de chlorate de soude que le Dr Brissaud a administrées à ses malades ont été de 8 à 12, 14 et même 16 grammes par jour.

Chlorure d'éthyle. C^4H^3Cl.

Syn. — Éther éthylchlorhydrique. Kélène. Chélène.

Prép. — On mélange 1 partie d'alcool éthylique, 2 parties de sel marin et 3 parties d'acide sulfurique, on chauffe doucement et on condense les vapeurs dans un mélange réfrigérant.

Desc. — Liquide, qui bout à +10 et qui se volatilise à la chaleur de la main.

Prop. thér. — Les propriétés de ce corps permettent de l'employer sans danger pour produire du froid. Non seulement c'est un moyen très commode pour la pratique de la petite chirurgie, ouverture d'abcès, extraction de dents, d'ongle incarné, mais encore c'est une grande ressource pour calmer immédiatement des douleurs vives de névralgies faciales, intercostales avec zona. La surface à atteindre doit être desséchée, puis lubrifiée avec de la glycérine, ou de l'huile ou de la vaseline.

Mode d'emploi. — M. Monnet, de Lyon, a eu l'idée ingénieuse de renfermer ce liquide très subtil dans des ampoules de verre de 10 grammes de capacité fermées à la lampe et terminées par une pointe effilée que l'on brise au moment de l'emploi. Le jet atteint une longueur de 20 centimètres et on le dirige horizontalement sur la partie à insensibiliser.

M. Monnet met aussi le chlorure d'éthyle dans des ampoules de verre fermées par une armature en cuivre à baïonnete ; de sorte que pour l'utiliser on n'a qu'à tourner la partie antérieure de l'armature et quand on a terminé on remet la capsule de fermeture.

Cimicifuga racemosa Ell. — Desc. — Plante de la famille des Renonculacées, tribu des Actées.

Part. empl. — Le rhizome.

Comp. — Il contient de la résine et un alcaloïde, la *cimicifugine*. En Amérique on appelle *cimicifugin* le précipité de la teinture par l'eau.

Prop. thér. — Altérant, diaphorétique et nervin dans le rhumatisme, les spasmes, les maux de tête et l'hypochondrie. On l'emploie comme succédané de la digitale. Il est alexitère. D'après le Dr Knox, il diminue d'au moins moitié la durée de la première et de la seconde période de l'accouchement. Il a un effet sédatif sur la femme en travail, calme l'irritabilité réflexe, la nausée, le prurit et l'insomnie, troubles si fréquents durant les six dernières semaines de la grossesse, et même les fait disparaître tout à fait. Il exerce une action antispasmodique sur la femme en couches. Il diminue ou fait cesser complètement les crampes névralgiques et les douleurs irrégulières de la première période. Il relâche la fibre musculaire de l'utérus et les parties molles du canal par où doit passer le fœtus. Il facilite ainsi le travail et diminue es chances de lacération. Il augmente l'énergie et le rythme des douleurs à la seconde période du travail, et de même que l'ergot, il assure la contraction utérine, après la délivrance.

MODE D'EMPLOI. DOSES. — Teinture à 1/4, de 15 à 60 gouttes. — Extrait fluide, de 10 à 30 gouttes. — Sirop, 0,75 centigr. d'extrait fluide dans du sirop de salsepareille, pendant 4 semaines avant l'accouchement. — Cimicifugin, de 5 à 20 centigrammes, en pilules.

Cinnamyleugénol. — $C^{18}H^6,C^{18}H^8O^4,C^2H^4O^2$.

SYN. — Éther cinnamique de l'eugénol.

DOSES. — Aiguilles brillantes, très peu solubles dans l'eau, solubles dans l'alcool chaud, le chloroforme, l'éther, l'acétone, donnant une coloration rouge pourpre avec l'acide sulfurique, fusibles à 90°.

PRÉP. — On met en contact pendant deux heures de l'eugénol et du chlorure de cinnamyle à molécules égales, on chauffe légèrement, on reprend la masse par de l'alcool bouillant, on filtre. Le cinnamyleugénol pur dépose par refroidissement.

PROP. THÉR. — M. Nannoti a obtenu de bons résultats en traitant certaines affections tuberculeuses et en particulier les abcès froids par l'essence de girofles. Le traitement consistait à injecter une solution à 10 p. 100 de cette essence dans l'huile d'olive après ponction de l'abcès.

L'essence de girofles est composée en majeure partie d'eugénol. Or l'eugénol, par sa constitution, se rapproche du gaïacol, et ce dernier composé est aujourd'hui considéré comme un excellent médicament antituberculeux ; on pouvait donc supposer que l'essence de girofles devait ses propriétés à l'eugénol qu'elle renferme.

Mais, en raison de certains inconvénients inhérents à l'emploi du gaïacol, on avait cherché à remplacer ce médicament par des dérivés qui, tout en possédant les mêmes propriétés médicamenteuses, ne présentaient pas les mêmes inconvénients. C'est ainsi qu'on a essayé et préconisé le cinnamyleugénol.

Cissus alata L. — Syn. — *Vitis nili, Mae boa.* Achit ailé.

Desc. — Plante de la famille des Ampélidacés, qui croît au Brésil et aux Antilles.

Part. emp. — Toute la plante.

Comp. — Contient une résine acide et une essence, pas d'alcaloïde ni de glucoside (Dr Borges da Costa).

Prop. phys. — Son action spéciale sur les extrémités nerveuses est calmante et tonique.

Les personnes qui manipulent les décoctions de cette plante éprouvent une sensation spéciale de rétraction des tissus, de légers picotements, une espèce de perturbation de la sensibilité dans les mains et dans les bras ; elle n'est cependant pas irritante, elle ne produit aucune douleur ni aucune rougeur de la peau.

Prop. thér. — Les gens du pays l'emploient empiriquement dans des bains, pour certains rhumatismes, et après l'avoir triturée et mélangée avec de l'huile, ils l'emploient pour guérir les ulcères atoniques.

Le Dr Jorge da Cunha, le Dr Antonio Jacintho, l'ont employée dans le traitement du beri-beri, tout d'abord dans des bains généraux, faits avec des coctions de la plante entière, et plus tard, avec l'application interne de la teinture et externe de la pommade, celle-ci faite avec l'extrait.

MODE D'EMPLOI. DOSES. — M. Silva Aranjo, pharmacien, a préconisé plusieurs préparations. Usage externe : Bains (décoction de 2 kilos de plante). Alcoolature à P. E. — Pommade.

Vaseline..........................	5 grammes.
Lanoline..........................	5 —
Extrait résineux de cissus alata......	8 —

Baume opodeldoch contenant 40 p. 100 d'extrait résineux de cissus.

Usage interne : — Teinture ou alcoolature de 6 à 18 grammes par jour, en potion ou dans du sucre.

Extrait fluide : de 1 à 4 grammes. Extrait pilulaire : de 5 à 10 centigrammes trois fois par jour, en pilules.

Elixir, qui contient 3 gouttes de teinture par cuillère à thé, et dont la dose est 2 à 6 de ces cuillerées par jour (Jorge da Cunha).

Cocaïne ($C^{17}H^{24}AzO^{4}$). — DESC. — Alcaloïde découvert par Niemann dans les feuilles de l'*Erythroxylum Coca* Lamk. Linacées. Les feuilles de coca contiennent $0^{gr},02$ à $0^{gr},20$ p. 100 de cocaïne. Lossen a isolé des mêmes feuilles un second alcaloïde volatil, faible et peu caractéristique, l'*hygrine*. Les autres principes connus des feuilles de coca sont l'*ecgonine*, l'*acide coca-tannique* et une *cire* spéciale.

La cocaïne cristallise dans le système monoclinique; elle fond à 98° C.; elle se dissout dans l'alcool, mieux dans l'éther, mais seulement dans 704 parties d'eau; elle se dissout aussi dans 20 parties de vaseline fondue ou d'huile de ricin. Chauffée avec l'acide chlorhydrique concentré, elle se dédouble en ecgonine, acide benzoïque et alcool méthylique.

Les sels de cocaïne, qui se trouvent dans le commerce, sont : le *chlorhydrate*, le *salicylate*, le *bromhydrate*, le *tartrate*, le *citrate* et le *phénate*.

PROP. THÉR. — Koller a constaté que la cocaïne jouit à un haut degré de la propriété anesthésique locale à l'égard de l'œil. Les Drs Trousseau et Abadie disent qu'elle insensibilise la cornée en deux ou trois minutes, on peut alors extraire les corps étrangers plantés dans la cornée et faire le tatouage de la cornée. Avec plusieurs instillations, l'insensibilité est complète et on peut faire toutes les opérations (cataracte, strabisme). Elle rend de grands services dans la sclérose de la cornée, l'iritis, l'iridochoroïdite. Le Dr Panas dit que l'action de la cocaïne ne subsiste pas quand l'œil est enflammé.

Le Dr Lafosse évite la dyspnée, dans le lavage de l'estomac, par un badigeonnage du pharynx avec une solution à 2/100.

Le Dr Dujardin-Beaumetz a fait disparaître, grâce à la cocaïne, des douleurs violentes gastro-intestinales. MM. les Drs Fauvel et Gougenheim l'ont préconisée pour anesthésier le pharynx et les cordes vocales. Dans la laryngite, la pharyngite aiguë, les ulcérations de l'épiglotte, la douleur est promptement calmée par la cocaïne.

Le Dr Weiss conseille, dans le cas de brûlures, des badigeonnages qui font cesser les douleurs.

En gynécologie, MM. Doléris et Dubois l'ont employée pour supprimer les douleurs de l'accouchement, en badigeonnant avec une solution de cocaïne le col de l'utérus, les parois vaginales et la vulve. L'évolution normale de l'accouchement a lieu.

Le Dr Huchard l'a prescrite avec succès contre l'érysipèle de la face et le prurit de l'anus.

Le Dr Unna l'a préconisée pour guérir des fissures du sein, sans faire cesser l'allaitement.

M. le Dr Labric l'a employée contre la coqueluche des enfants. Dans le coryza des nouveau-nés, M. Semtescho en a fait des applications dans la cavité nasale. Le coryza des adultes cesse aussi par l'emploi d'une solution à 2 p. 100.

Paul Bert a fait cesser les douleurs occasionnées par les vésicatoires en instillant dans les bulles quelques gouttes de cocaïne en solution.

En odontologie, d'après le Dr David, elle calme la douleur dans les affections primitives de la gencive, la périostite, les affections des muqueuses buccales et même l'épithélioma de la langue.

Enfin en petite chirurgie, elle amène une anesthésie suffisante pour faire l'opération sans douleur, surtout dans le cas de fistule de l'anus, où le chloroforme est contre-indiqué.

MODE D'EMPLOI. DOSES. — En applications sur les muqueuses humides, à l'aide d'un pinceau. — En badigeonnages, solution variant en titre, suivant les cas, de 2 à 20 p. 100. — En injections sous-cutanées, 1 ou 2 centigrammes dans 1 centimètre cube d'eau.

ABUS. INCONV. — L'abus amène des accidents graves, similaires à ceux que développe l'abus de la morphine. La cocaïne, employée en injections dépassant 20 centigrammes, peut amener des syncopes ou de l'anémie cérébrale.

INCOMP. — Les bromures alcalins.

Cocaïne (Chlorhydrate de). — DESC. — C'est le

sel le plus usité. Il a l'aspect d'une poudre blanche amorphe, mais en réalité il est constitué par de fines aiguilles blanches. Ordinairement, il a une odeur spéciale, plus marquée que celle de l'alcaloïde lui-même, qui peut tenir au véhicule ayant servi à faire cristalliser

PROP. PHYS. — Il est soluble dans 3 parties d'eau et en toutes proportions dans l'alcool.

PROP. THÉR. — Antiseptique ; son action sur la langue et sur les surfaces muqueuses est plus intense que celle de l'alcaloïde.

MODE D'EMPLOI. DOSES. — A l'extérieur : solution forte à 5 p. 100 et 10 p. 100. — Collyre, $0^{gr},30$ pour 10 grammes.

A l'intérieur, de 1 à 5 centigrammes.

Cocaïne (Phénate de). — PRÉP. — On dissout dans l'alcool de la cocaïne pure et on ajoute une solution alcoolique d'acide phénique jusqu'à saturation. L'évaporation de l'alcool donne le sel.

PROP. THÉR. — M. Viau a fait l'application sous-cutanée du phénate de cocaïne dans les avulsions dentaires. M. le D^r d'Œfele a entrepris l'étude de cette préparation dans la thérapeutique générale.

Une poudre à priser, contenant 6-7 gr. de phénate de cocaïne et 94-93 d'antifébrine, appliquée à la dose de $0^{gr},03$-$0^{gr},05$, coupe court aux rhumes de cerveau et à la surdité provenant d'un catarrhe de la trompe d'Eustache ou tube auditif. La combinaison d'antifébrine et de phénate de cocaïne, administrée à la dose de $0^{gr},1$ par jour, possède une action extrêmement favorable contre la gastralgie. Dans des cas de gastralgie chronique on administre ladite dose tous les deux jours. Pour l'usage interne il faut enfermer ce médicament dans des capsules gélatineuses, pour

éviter ainsi son contact immédiat avec la muqueuse
de la bouche.

On peut couper court aux catarrhes de la conjonctive en appliquant 1-2 mgr. de phénate de cocaïne
en substance, sur les paupières. On arrive au même
résultat en instillant dans l'œil 1 goutte d'une solution
alcoolique de 10 p. 100 de phénate de cocaïne.

En badigeonnant avec cette solution la gorge, on
atténue la douleur des laryngites.

Combretum Raimbaultii. — Syn. — Plante de la
famille des Combrétacées, qui croît au Rio Nunez et
à Sierra Leone.

Part. empl. — La feuille.

Comp. — Tannin, phlobaphène (produit d'oxydation
du tannin) (Heckel et Schagdenhaufen).

Prop. thér. — D'après M. Raimbault cette plante
est tonique, diurétique, émétique, cholagogue. Elle
a donné des résultats remarquables dans la fièvre bilieuse hématurique contre laquelle tous les médicaments avaient échoué.

Mode d'emploi. Doses. — Décoction de feuilles
(16 grammes de plante pour 1000 d'eau) à la dose de
verrées de 250 grammes toutes les 10 minutes.

Condurango. — Syn. — *Gonolobus Condurango*
Triana, *Condur Angu* (liane du Condor).

Desc. — Plante de la famille des Asclépiadées, originaire de l'Équateur.

Comp. — Contient du tannin, une résine et trois
glucosides, *condurangines* (Vulpius, Kobert, Tanret,
Bocquillon).

Part. empl. — L'écorce, qui est seule active.

Prop. thér. — Amer, aromatique, tonique, employé
avec succès dans le traitement des maladies de l'estomac.

Préconisé comme spécifique du cancer et n'ayant pas donné tous les résultats qu'on en attendait, il était tombé en désuétude.

M. le Dr Buisson, à Paris, et le Dr Hoffmann, de Bâle, ont repris l'étude thérapeutique de ce corps. Le Dr Buisson préconise ses propriétés toniques, antiseptiques et hémostatiques dans les ulcères de mauvaise nature. S'il n'amène pas la guérison du cancer, il procure au moins au malade un grand soulagement, en réveillant l'appétit et en faisant cesser les hémorrhagies. Il fait disparaître en deux ou trois jours les hématémèses de l'ulcère rond de l'estomac et donne de bons résultats dans l'anorexie des phtisiques.

MODE D'EMPLOI. DOSES. — Décoction, 15 grammes dans 180 grammes d'eau. — Extrait fluide. — Poudre d'écorce, en topique sur les ulcères. — A l'intérieur, de 1 à 4 grammes. — Vin, 3 cuillerées à bouche par jour. — Teinture 1/5, 2 cuillerées à bouche par jour.

Contrayerva. — SYN. — *Dorstenia brasiliensis* Lamk.

DESC. — Plante de la famille des Morées, qui croît au Brésil et aux Antilles.

PART. EMPL. — Les racines.

PROP. THÉR. — Ce médicament stimule les organes digestifs dans l'atonie; de plus il est diaphorétique et excitant. Alexitère.

MODE D'EMPLOI. DOSES. — Infusion, 4 grammes de racine pour 500 grammes d'eau. — Poudre de racine, 2 grammes par jour; de 4 à 8 grammes, comme diaphorétique.

Convallaria majalis L. — SYN. — Muguet.

DESC. — Plante de la famille des Liliacées-Asparaginées, qui croît en Europe.

Part. empl. — Feuilles et racines.

Comp. — Contient 2 glucosides isolés par M. N. Gallois, la *convallarine*, soluble dans l'alcool, insoluble dans l'eau, et la *convallamarine*, soluble dans l'eau et l'alcool, insoluble dans l'éther. Ce glucoside se dédouble par les acides en convallamarétine et glucose.

Prop. thér. — Médicament cardiaque, n'ayant ni la tonicité ni l'action calmante de la digitale. Il est, d'après M. C. Paul, le seul tonique du cœur. Employé contre la dyspnée, les palpitations, les affections du cœur, l'hypertrophie, la péricardite, l'anémie. Il est diurétique.

Mode d'emploi. — Extrait aqueux. — Alcoolature. — Potion. — Sirop. — Teinture.

Doses. — Extrait de fleurs, à la dose de 1 à 2 gr. — Alcoolature, de 1 à 10 gr. — Teinture, à la dose de 5 à 20 gouttes. — Sirop (10 gr. d'extrait pour 500 gr. de sirop de sucre), à la dose de 2 à 3 cuillerées par jour. — Convallamarine, en cachets ou pilules, à la dose de 5 à 10 centigrammes par jour.

Coptis anemonæfolia. — Desc. — Plante de la famille des Renonculacées, qui croît au Japon.

Comp. — Contient de la berbérine, dans la proportion de 8 à 10 p. 100.

Prop. thér. — Tonique amer, dont on se sert dans la débilité, la convalescence, la dyspepsie atonique, les maladies des muqueuses et les fièvres intermittentes légères. Préconisé en infusion contre les aphtes et la stomatite des enfants.

Mode d'emploi. Doses. — Infusion (20 gr. pour 500 gr. d'eau), à la dose de 60 grammes, trois fois par jour. — Poudre de racines, de 0gr,50 à 1gr,50. — Teinture 1/5, de 2 à 8 grammes.

Coronilla scorpioïdes. — Syn. — Coronille.

Desc. — Famille des Papilionacées-Hédysarées,

sous-genre des Coronillées. Plante très répandue dans le midi de la France, et même dans le nord. MM. Reeb et Schlagdenhaufen (de Nancy) ont isolé un glucoside, la *coronilline*.

Prop. thér. — Préconisée dans les affections du cœur par Cardot, Spillmann et Hanshalter (de Nancy), la coronille augmente la force du cœur et l'amplitude du pouls, produit la diurèse, diminue les œdèmes et amende la dyspnée (Huchard).

Mode d'emploi. Doses. — Extrait de coronille à la dose de 40 centigr. à 1 gr. et même 1 gr. 50 par jour. Coronilline, à la dose de 20 à 30 centigr. par jour.

Coryl. — Syn. — Chloryle.

Desc. — Mélange de chlorure d'éthyle et de chlorure de méthyle (M. Joubert).

Prop. thér. — Ce produit est composé des chlorures de méthyle et d'éthyle, dans des proportions telles que le point d'ébullition soit aux environs de 0°, et qu'il donne une anesthésie suffisante, sans craindre la production d'eschares. En outre, ce nouveau produit a la propriété de pouvoir s'employer aussi bien sur les muqueuses que sur les chairs vives que l'instrument tranchant vient de diviser.

Coto. — Syn. — *Coto verum, Palicourea densiflora.*

Desc. — Plante de la famille des Rubiacées, qui croît en Bolivie.

Morceaux plats, de 2 à 3 décimètres de longueur et de 8 à 14 millimètres de largeur, d'un brun rouge et d'odeur aromatique et camphrée, de saveur amère.

Comp. — Renferme de la *cotoïne*, de la *paracotoïne* et un alcaloïde volatil.

Prop. thér. — L'écorce est employée contre le rhumatisme, la goutte, les sueurs nocturnes des phtisiques, et surtout les diarrhées rebelles.

La *paracotoïne* jouit des mêmes propriétés, mais est moins énergique (Dr Huchard).

Mode d'emploi. Doses. — Poudre de racine, 25 centigrammes. — Teinture 1/10, de 10 à 60 gouttes. — Cotoïne, de 30 à 40 centigrammes, dans 120 grammes de véhicule additionné de 1 gramme de bicarbonate de soude et de 20 grammes de glycérine. — Paracotoïne, de 10 à 30 centigrammes.

Créosotal. — Prép. — Dans une solution de créosote sodée on fait passer un courant d'acide carbonique tant que la solution est alcaline. La créosote carbonatée se sépare de la solution, on la lave avec une solution alcaline, puis on chauffe modérément pour chasser l'humidité (M. J. Brissonet).

Desc. — Liquide visqueux à froid, fluide à chaud. neutre, de couleur ambrée, sans odeur, de saveur douce et huileuse. Densité à + 15° = 1,165. Insoluble dans l'eau, la glycérine et l'alcool faible ; soluble dans l'éther, le chloroforme, la benzine et l'alcool à 95°. Cent parties de créosotal contiennent 90 parties de créosote.

Prop. phys. — Le créosotal ne trouble pas les fonctions digestives ; on peut en absorber de hautes doses sans malaise, 10, 15 et 20 grammes par jour.

Il se dédouble dans l'intestin en ses composants, créosote et acide carbonique. Il en résulte une action lente et continue de ce médicament.

La créosote se retrouve dans l'urine une demi-heure après l'ingestion de son carbonate.

Prop. thér. — La créosote est considérée comme le médicament le plus actif contre la tuberculose, mais elle ne peut être ingérée qu'à petites doses, tellement elle est caustique. Ce grave inconvénient n'existe plus dans l'emploi du créosotal. Là, la créosote est dissimulée dans une combinaison neutre, ce qui permet d'en donner des doses qu'on ne saurait atteindre avec la créosote. Il en résultera donc un progrès dans le traitement de la tuberculose.

Crésalol. — Syn. — Salicylate de crésol, Paracrésalol, Éther paracrésylsalicylique ($C^{14}H^6$) ($C^{14}H^6O^6$).

Homologue supérieur du salol, préconisé par Nencki.

Desc. — Corps cristallin, insoluble dans l'eau, difficilement soluble dans l'alcool. N'a pas de saveur, possède une odeur rappelant celle du salol. Fond à 36°.

Prép. — On chauffe à haute température, poids moléculaires de salicylate de soude et de crésylate de soude, avec un perchlorure de phosphore. La réaction se traduit par la formation de crésalol et de produits secondaires, notamment du chlorure de sodium et de l'anhydride phosphorique. On traite le produit de l'opération par de l'eau qui, s'emparant du chlorure de sodium et de l'anhydride phosphorique, permet d'isoler le crésalol, que l'on purifie par des cristallisations répétées dans de l'alcool.

Prop. phys. — Le crésalol se dédouble dans l'organisme en ses composants, le crésylol et l'acide salicylique. Nencki a administré à un chien du poids de 16 kilos, 16 grammes de crésalol en vingt-quatre heures par doses de 4 grammes, sans avoir observé de phénomènes fâcheux.

Prop. thér. — Il possède des propriétés antiseptiques très analogues à celle du salol. Il est préférable à ce dernier dans certains cas, quand, par exemple, on veut effectuer l'antisepsie de l'intestin à l'aide d'une substance relativement inoffensive.

Mode d'emploi. Doses. — Cachets médicamenteux contenant $0^{gr},25$ de crésalol, à la dose de 1 à 8 par jour.

Cristalline. — Prép. — La cristalline est un succédané du collodion. Le fulmi-coton est dissous dans l'alcool méthylique. L'évaporation est plus lente et la pellicule obtenue absolument transparente; mais son odeur est pénétrante.

La cristalline dissout facilement les acides pyrogallique el salicylique, la chrysarobine, le sublimé et beaucoup d'autres substances médicamenteuses.

Prop. thér. — M. Phillips s'est servi avec avantage de la cristalline comme véhicule pour divers médicaments dans le traitement de la teigne tondante, des verrues, de l'eczéma marginé, du lupus érythémateux, des syphilides, de l'acné et des kératoses.

La transparence complète de la pellicule de cristalline permet de bien voir la partie que cette pellicule recouvre et de suivre ainsi les progrès du traitement.

Dans l'acné confluente de la face, M. Phillips a obtenu d'excellents résultats par le traitement suivant : on badigeonne la partie atteinte avec une solution de lysol qu'on laisse agir pendant quelques minutes; puis, on sèche bien la plaie au moyen de papier à filtrer et on la recouvre d'une couche fine de cristalline. L'avantage que présente dans le traitement de l'acné le lysol sur l'acide phénique et autres substances analogues est de ne produire qu'une simple hypérémie de la peau, sans la moindre action caustique. La couche transparente de cristalline reste en place pendant huit jours. Au bout de ce laps de temps, l'amélioration serait déjà considérable, de sorte qu'il suffirait généralement d'une seconde application de lysol et de cristalline pour obtenir un résultat thérapeutique satisfaisant.

Mode d'emploi. — On peut préparer une cristalline élastique :

Cristalline........................	20 grammes.
Huile de ricin.....................	5 —
Baume du Canada.................	10 —

Mêlez. — Usage externe.

Un excellent vernis blanc peut être préparé d'après la formule suivante :

Cristalline....................	30 grammes.
Huile de ricin...................	4 —
Oxyde de zinc..................	8 —

Mêlez. — Usage externe.

Cuivre (Phosphate de). — Prop. thér. — M. Luton considère que la guérison de la tuberculose peut être obtenue au moyen de phosphate de cuivre à l'état naissant et solubilisable dans un milieu alcalin. Dans cette combinaison, le cuivre jouerait un rôle spécifique et le phosphore celui d'un agent dynamisant, et il ajoute que l'indication d'un tonique spécial s'impose à la suite de la médication spécifique pour confirmer la guérison et prévenir les rechutes.

Mode d'emploi. Doses. — Pilules d'acéto-phosphate de cuivre :

Acétate neutre de cuivre.............	1 centigramme.
Phosphate de soude cristallisé.........	5 centigrammes.
Poudre de réglisse et de glycérine.....	q. s. pour 1 pilule.

M. Liégeois les recommande dans la chlorose.
Potion à l'acéto-phosphate de cuivre :

Acétate neutre de cuivre...........	5 centigrammes.
Phosphate de soude cristallisé......	59 —
Potion gommeuse..................	125 grammes.

par cuillerée à bouche ; nombre à déterminer.
Mixture de phosphate de cuivre, pour injections hypodermiques :

Phosphate de cuivre récemment précipité.	1 centigramme.
Glycérine pure et eau distillée...........	5 grammes.

Mêler au moment de l'emploi. M. Luton recommande une dose initiale de 1 décigramme de sel cuprique.

Curare. — Syn. — *Strychnos toxifera* Schomb., *Strychnos triplinervia*, *Strychnos Castelneana*.

Desc. — Arbre de la famille des Solanacées-Loganiées, qui croît dans l'Amérique du Sud.

Prép. — Le curare est l'extrait préparé avec les feuilles. Le principe actif est la *curarine* $C^{10}H^{15}Az$, alcaloïde sans oxygène, dont l'action est 20 fois plus forte que celle du curare.

Prop. thér. — Employé dans le traitement du tétanos, de l'épilepsie, de la chorée et de la rage.

Dose. — 5 centigrammes pour 1 gramme d'eau, en injections hypodermiques.

Damiana. — Syn. — *Turnera aphrodisiaca*, *Turnera ulmifolia* L., *Turnera opifera*.

Desc. — Plante de la famille des Turnéracées, qui croît au Brésil, à la Jamaïque, au Mexique et en Californie.

Prop. thér. — Employée comme aphrodisiaque et diurétique; à la Jamaïque, elle passe pour tonique et expectorante, et au Brésil, pour astringente.

La damiana est un tonique général et non un aphrodisiaque proprement dit et son action est durable.

L'infusion est employée contre la dyspepsie, l'indigestion, les paralysies, les affections de la moelle épinière, des reins et de la vessie, l'albuminurie néphrétique, le diabète.

C'est un tonique nerveux dans l'amaurose, et un tonique du système génito-urinaire.

Stimulant, anti-catarrhal, indiqué dans les convalescences lentes.

Mode d'emploi. Doses. — Comme tonique, en décoction, à la dose de 30 grammes par litre. — En infusion (10 p. 1000), à la dose de 60 à 125 grammes chaque fois. — Teinture à 1/5, de 3 à 10 grammes. — Extrait fluide, de 2 à 4 grammes, 3 fois par jour. — Extrait mou, de 15 à 40 centigrammes.

Danais fragrans Gaert. — Syn. — Liane bœuf.

Desc. — Liane de la famille des Rubiacées, que l'on trouve à la Réunion et à Madagascar.

Part. empl. — La racine et l'écorce du bois.

Comp. — Contient un glucoside, la *danaïdine*, $C^{14}H^{14}O^5$ (Schlagdenhaufen).

Prop. thér. — On emploie le suc frais pour cicatriser les plaies. La racine est tonique, fébrifuge. Le bois est usité contre les dartres.

Doses. — Décoction de la racine (10 p. 1000), à la dose de 60 grammes à la fois.

Dermatol. — Desc. — Substance pulvérulente absolument inodore, de couleur jaune safran, non hygroscopique et ne s'altérant ni à l'air, ni à la lumière. Il est insoluble dans les véhicules ordinaires, et, partant, ne peut être employé qu'en poudre.

Prép. — D'après le Dr B. Fischer, on fait dissoudre 15 p. de nitrate de bismuth dans 30 p. d'acide acétique glacial, on dilue dans 200 à 250 p. d'eau, on filtre et on ajoute au liquide filtré 5 p. d'acide gallique dissoutes dans 200 à 250 p. d'eau chaude. Le précipité jaune, après dépôt, est séparé par décantation du liquide surnageant et lavé et séché ensuite à 100°.

Prop. thér. — Le Dr R. Heinz l'a employé avec succès comme succédané de l'iodoforme en qualité d'antiseptique dans les usages les plus variés; il possède des propriétés astringentes et excitantes, qui exercent une influence très favorable sur la cicatrisation des plaies et des ulcères, et contribuent aussi à augmenter les effets microbicides du médicament.

L'action à la fois antiseptique, excitante et astringente et non irritante du dermatol, permet d'obtenir de très bons effets dans le traitement des eczémas humides, des brûlures, des ulcères variqueux, ainsi que de quelques affections oculaires et auriculaires. Enfin usité en potion contre la diarrhée.

MODE D'EMPLOI. DOSE. — Usage interne. Potion à la dose de 2 grammes de dermatol. — Usage externe, on saupoudre les plaies avec la poudre.

Diacétanilide. — PRÉP. — Ce composé a été obtenu par Bistrzycki et Ulffers en chauffant entre 200° et 250° de l'acétanilide avec de l'acide acétique glacial. Le produit de la réaction est traité par la ligroïne qui dissout la diacétanilide sans entraîner sensiblement la monoacétanilide non transformée.

Par refroidissement de la solution de ligroïne, la diacétanilide se dépose sous forme de lamelles cristallines.

PROP. THÉR. — Ce nouveau produit a été essayé en thérapeutique par Hildebrandt.

PROP. PHYS. — Il présente les mêmes propriétés physiologiques que la monoacétanilide (antifébrine) dont il ne diffère que par l'intensité et la durée de son action.

Diaphtol. — SYN. — Quinaseptol, acide orthoquinalinmétasulfonique.

DESC. — M. Guinard a fait à la Société des sciences médicales de Lyon une communication sur une substance nouvelle appelée par Merck *quinaseptol*, dont le nom véritable est *acide orthoquinalinmétasulfo-*

nique, et qu'il propose d'appeler *diapthol* par analogie avec l'oxyquinaseptol qui est appelé *diaphtérine*.

PROP. PHYS. — Le pouvoir bactéricide du diaphtol n'est pas très grand, mais, dissous dans des solutions alcalines, le diaphtol transformé en diaphtolate est plus actif. La solution de diaphtolate de soude est jaune clair. Après un contact de 35 à 50 minutes, elle tue les microbes. Les essais ont porté sur le bacillus pyogenes fœtidus, le staphylococcus pyogenes. En solution à $0^{gr},05$ pour 100, le diaphtol atténue une culture de bacillus anthracis et la stérilise à la dose de $0^{gr},10$ pour 100. Il est peu toxique. Il passe facilement dans les urines qui alors ne subissent que très difficilement la fermentation ammoniacale. Elles finissent par se putréfier, mais ne dégagent pas d'odeur ammoniacale.

L'équivalent de toxicité est de $3^{gr},10$ par kilogramme de lapin. Il a été établi par injection intraveineuse de diaphtolate de soude à 2 pour 100. Le foie du lapin injecté s'est conservé à l'étuve à 33 degrés pendant 4 à 5 jours sans se décomposer, et le cadavre lui-même de l'animal, qui n'a pas été mis à l'étuve, s'est conservé encore beaucoup plus longtemps. Le diaphtol est facilement supporté par les muqueuses gastrique et intestinale.

PROP. THÉR. — M. Guinard croit que le diaphtol est peut-être appelé à jouer un certain rôle en thérapeutique pour l'antisepsie interne, l'antisepsie génito-urinaire en particulier, puisqu'il est peu toxique, jouit de propriétés antifermentatives assez grandes et s'élimine en masse et sans décomposition par les urines.

Diiodoforme. — SYN. — Éthylène périodé. C^2I^4.

PRÉP. — Le diiodoforme se prépare en traitant l'acétylène périodé C^2I^2 par l'iode en excès; il prend

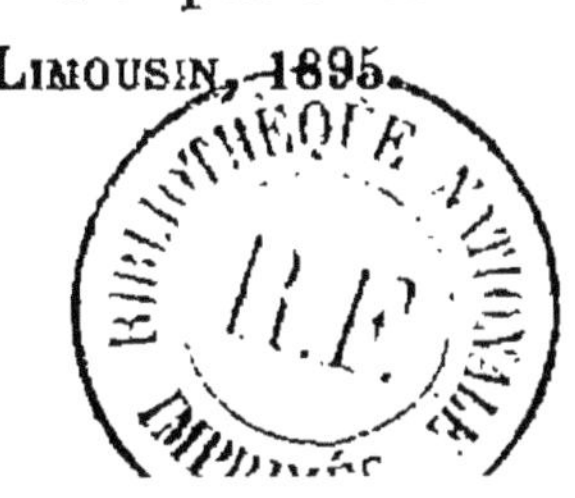

naissance également dans l'action de la potasse aqueuse et de l'iode sur le carbure de baryum, en suspension dans la benzine ou le chloroforme (Maquenne et Taine).

Desc. — Complètement insoluble dans l'eau et fort peu soluble dans l'alcool ou l'éther; ses meilleurs dissolvants sont : le chloroforme, le sulfure de carbone, la benzine, et surtout le toluène chaud, d'où il cristallise en belles aiguilles prismatiques jaunes, absolument différentes des lamelles hexagonales que fournit l'iodoforme.

A l'état pur, il fond nettement à 192 degrés et émet alors des vapeurs assez abondantes; par une chauffe brusque, il se dédouble en ses éléments : carbone qui se dépose et iode qui se sublime.

Prop. antis. — Le diiodoforme est un nouvel antiseptique à base d'iode, qui paraît destiné à servir de succédané à l'iodoforme dans un grand nombre de ses applications médicales, et dont l'intérêt réside surtout dans l'absence à peu près complète d'odeur.

Il résulte de là que, parmi tous les antiseptiques connus, le diiodoforme est celui qui renferme la plus grande quantité d'iode, après l'iodoforme ordinaire; c'est évidemment à cette richesse tout exceptionnelle qu'il doit son efficacité en thérapeutique.

Prop. thérap. — MM. Hallopeau et Bodier l'ont employé dans le traitement du chancre simple.

Le diiodoforme peut être employé au même titre que l'iodoforme dans le traitement des chancres simples; comme l'iodoforme, il en amène généralement la guérison au bout de dix-huit à vingt jours. Il est généralement bien supporté et ne détermine ni douleur ni irritation locale. Il a sur l'iodoforme le grand avantage de ne dégager aucune odeur, à la condition d'être conservé dans des flacons bien bouchés, à l'abri de la lumière. Son action peut échouer, comme celle de l'iodoforme, quand il s'agit d'un chancre phagédénique. Les applications doivent être renouvelées plusieurs fois par jour ; il est utile de maintenir sur les parties ulcérées du coton hydrophile imprégné du produit. Il a donné de bons résultats dans un cas d'abcès lymphangitique de la verge ; on est donc en droit de l'essayer dans des suppurations et, d'une manière générale, dans le traitement des plaies justiciables du traitement iodoformé.

M. le Dr E. Regnauld l'a employé avec succès en saupoudrant les plaies avec le diiodoforme. D'après ses observations ce corps est très antiseptique, il ne provoque aucune douleur, n'irrite pas les tissus et ne donne pas lieu à la formation de croûtes pouvant retarder la réunion par première intention.

Diiodosalicylique (Acide). — $C^{14}H^8IO^2O^6$.

Desc. — Poudre cristalline, soluble dans l'alcool et l'éther.

Prép. — On dissout 1 p. d'acide salicylique dans 24 p. d'eau bouillante et on ajoute 1 p. d'iode et 1/3 d'acide iodique, le liquide se trouble, dépose un liquide oléagineux qui se prend en cristaux, qu'on lave à l'eau.

Prop. thér. — Analgésique, antiseptique, antithermique comme l'acide salicylique.

Le sel de soude est employé contre le rhumatisme articulaire à la dose de 0^{gr},2 de 1 à 4 fois par jour. Employé en médecine vétérinaire contre les épizooties et contre les maux de sabot et de bouche de cheval.

Mode d'emploi. Doses. — Paquets et cachets à la dose de 0^{gr},2. Dose maximum 4 grammes.

Diphtérine. — Syn. — Oxyquinaseptol.

Desc. — Poudre jaune très soluble dans l'eau.

Prép. — A de l'acide sulfophénique ou aseptol on combine une molécule d'oxyquinoléine ; on obtient le sulfate d'oxyquinoléine, auquel on combine une deuxième molécule d'oxyquinoléine.

Prop. bact. — Antiseptique très énergique, peu toxique, supérieur à l'acide phénique.

Prop. thér. — On l'emploie en chirurgie sous forme de solution à 1 p. 100, mais il ne peut servir à aseptiser les instruments de chirurgie, qui sont noircis.

Le Dr Kronach a obtenu les meilleurs résultats contre le bacille de la diphtérie, le bacillus pyocyanus, le bacille du choléra et les staphylocoques.

Mode d'emploi. Doses — A l'intérieur, en solution ou cachets de 0,25 à 2 grammes ; injections sous-cutanées à 0,25. — Pour usage externe, solution de 1 à 10 p. 100.

Dithiocarbonate de potasse ($K^2CO\,S^2$). — Prép. — Sel obtenu par l'action du sulfure de carbone sur une solution de potasse à l'ébullition.

Desc. — Il se présente sous forme de masse cristalline déliquescente, rouge orange, très soluble dans l'eau, légèrement soluble dans l'alcool (E. Merck).

Prop. thér. — Les Drs Thommasoli et Vicini ont expérimenté ce sel avec de brillants résultats dans les eczémas avec croûtes pustulo-crustacées (en pommade à 10 p. 100); dans le psoriaris (pommade à 20 p. 100), dans le lupus, les plaies scrofuleuses et la teigne tondante.

Les solutions à 5 p. 100 ont toujours donné de bons résultats; à 10 p. 100, elles ont quelquefois provoqué une légère sensation de brûlure et une sécrétion abondante dans les glandes sébacées, surtout dans les cas de séborrhée; à 20 p. 100, elles ont fréquemment déterminé, particulièrement chez les enfants, une sécrétion excessive des pustules et des suppurations glandulaires.

Mode d'emploi. Doses.

Solution :

Dithiocarbonate de potasse....	5 ou 10 grammes.
Eau distillée.................	100 —

F. S. A.

Pommade :

Dithiocarbonate de potasse.....	1 ou 2 grammes.
Lanoline.....................	8 —
Vaseline	2 —

Mêlez (E. Merck).

Diurétine. — Syn. — Salicylate de théobromine et de soude.

Desc. — Poudre blanche, soluble dans l'eau.

Prop. thér. — Il a, de même que la caféine, une action diurétique, mais il a sur la caféine de nombreux avantages, que vantent von Schrœder, de Strasbourg, et Gram, de Copenhague : 1° la théobromine produit des effets diurétiques par son action directe sur les reins, comme le D^r von Schrœder l'a constaté par rapport à la caféine et la théobromine; 2° la théobromine se distingue de la caféine, par ce qu'elle n'exerce pas une action stimulante centrale, c'est-à-dire qu'à l'encontre de la caféine elle ne cause pas d'insomnie, d'agitation, etc., qui sont nuisibles à l'action sur les reins et qui sont la cause de l'action incertaine de la caféine; 3° la théobromine est, pour ainsi dire, une espèce de caféine, à laquelle manque l'action stimulante centrale, alors qu'elle produit en plein l'action sur les reins ; la théobromine a provoqué de bonnes diurèses, même dans les cas où la digitale et le strophanthus étaient sans effet; 4° il ne convient pas d'employer la théobromine non combinée. Comme elle ne se dissout que dans environ 1,600 parties d'eau, à une température moyenne, son absorption est trop difficile et provoque facilement des vomissements.

DOSES. — Environ 6 grammes par jour, à prendre par fractions de 1 gramme.

Doundaké. — SYN. — *Sarcocephalus esculentus* Afz.

DESC. — Plante de la famille des Rubiacées, qui croît au Sénégal.

COMP. — Contient une résine et un alcaloïde, la *doundakine* $C^{-8}H^{19}AzO^{13}$ (Schlagdenhaufen).

PROP. PHYS. — MM. Bochefontaine, Féris et Marcus ont fait connaître l'action physiologique de cette écorce et de son alcaloïde.

PROP. THÉR. — Astringent, tonique et fébrifuge, capable de remplacer le quinquina et son alcaloïde, le sulfate de quinine. Recommandé dans l'anorexie, les troubles gastro-intestinaux, l'anémie, les cachexies, la scrofule, la paralysie et les maladies nerveuses.

MODES D'EMPLOI. DOSES. — Vin (30 grammes d'écorce pulv. pour 1 litre de vin). — Extrait hydro-alcoolique, de 15 à 20 centigrammes. — Poudre d'écorce, de 2 à 4 grammes. — Extrait aqueux, de 20 à 50 centigrammes. — Doundakine, de 20 à 25 centigrammes.

Duboisia myoporoïdes R. Br. — DESC. — Arbuste de la famille des Solanacées, qui croît en Australie et Nouvelle-Calédonie.

COMP. — Contient un alcaloïde, la *duboisine*.

PART. EMPL. — Les feuilles.

PROP. THÉR. — Employé avec succès dans les maladies des yeux. M. le Dr Dujardin-Beaumetz l'a substitué à l'atropine dans le traitement de certaines ophtalmies et contre le goitre exophtalmique.

L'extrait a été donné contre les sueurs nocturnes dans la phtisie, sans produire de mauvais effets sur l'appétit. Il procure un soulagement complet dans les cas graves de ténesme vésical, provenant de l'inflammation de la vessie.

M. Ostermayer pense que le sulfate de duboisine peut remplacer avec avantage l'hyoscine, surtout chez les malades atteints d'affections cardiaques ou vasculaires, chez lesquels l'administration de l'hyoscine n'est pas exempte de danger.

Le sulfate de duboisine, employé en injections hypodermiques, est un calmant et un hypnotique puissant dans les affections mentales, accompagnées d'excitation et d'insomnie.

Dans la majorité des cas, une injection hypodermique de sulfate de duboisine, à la dose de 1 à 3 milligrammes, produit après dix à quinze minutes un effet calmant très manifeste, suivi généralement, au bout de vingt à trente minutes, d'une action hypnotique non moins considérable. Dans les simples insomnies, non compliquées d'excitation, 1 milligramme à 1 milligr. 1/2 de sulfate de duboisine suffisent pour obtenir l'effet hypnotique désiré; mais dans les cas d'excitation intense, les doses de l'alcaloïde doivent être portées jusqu'à 2 ou 3 milligrammes.

MODE D'EMPLOI. DOSES. — Duboisine, en collyre, à la dose de 5 centigrammes, eau 10 grammes. — Extrait $0^{gr},50$ pour 1 gramme d'eau, en injection hypodermique.

Sulfate neutre de duboisine........	$0^{gr},01$
Eau de laurier-cerise..............	20 grammes.

Recommandé par M. le Dr Dujardin-Beaumetz à la dose d'une seringue par jour.

Dulcine. — SYN. — Paraphénétol carbamide, Sucrol.

Prép. — Corps obtenu par l'action du cyanure de potassium sur le chlorhydrate de paraphénétidine; on l'obtient également en faisant agir 1 molécule d'oxychlorure de carbone sur 2 molécules de paraphénétidine, en solution dans la benzine ou dans le toluène.

Il se fait ainsi le corps $C^6H^4O^2C^5H$. Az H CO Cl qui, traité par le gaz ammoniacal, donne la paraphénétolcarbamide :

$$C^6H^4OC^2H^5. Az H. CO. AzH.$$

Desc. — Poudre cristalline, brillante, d'une valeur édulcorante deux cents fois plus énergique que celle du sucre. Point de fusion 160°.

Solubilité. — Elle est peu soluble dans l'eau froide, facilement soluble dans l'eau chaude, l'alcool, l'éther et le benzol.

1 litre alcool à 95°........ dissout	40	grammes.
1 litre alcool à 30° .... —	13	—
1 litre alcool à 25° .... —	9	—
1 litre d'eau distillée à 18°.. —	1gr,85	

Prop. phys. — Le Dr Kossel a constaté que la dulcine est dépourvue de toute propriété nocive. Administrée aux lapins et aux chiens, à la dose de deux grammes par jour, elle ne trouble pas les fonctions digestives et ne produit aucun désordre dans l'économie; et cette dose, qui correspond à 400 grammes de sucre, peut être continuée plusieurs mois sans inconvénients. Ewald a essayé la dulcine chez l'homme et en a obtenu des résultats complètement satisfaisants.

Prop. thér. — Son pouvoir sucrant est presque le même que celui de la saccharine et la saveur est plus agréable; il est aussi plus développé que celui du sucre de canne; mais elle ne peut remplacer ce dernier, car ce n'est pas un aliment et elle ne peut communiquer aux liquides ni la densité ni la viscosité.

La dulcine possède un goût sucré pur, sans saveur désagréable accessoire; elle n'altère pas les mets auxquels on l'ajoute. On peut l'utiliser pour sucrer les liquides denses et les aliments solides. Le Dr Pachkis la recommande pour le lait, le café, le thé, les compotes et les mets farineux. La dulcine, pas plus que le sucre, ne fait disparaître la saveur amère des sels de quinine, mais elle exalte l'arome des produits aromatiques. Par rapport à ses applications à la pharmacie, le Dr Pachkis s'exprime ainsi : La dulcine se comporte de la même manière vis-à-vis des médicaments : ceux qui ont un goût amer accentué, comme une solution de sulfate de quinine, conservent leur amertume. La saveur amère de la morphine est plus atténuée par la dulcine que par le sucre.

En résumé, la dulcine est un condiment d'un goût agréable et d'une saveur sucrée intense. D'après le Dr Pachkis, ce composé ne produit aucun trouble dans l'organisme humain et animal et, chimiquement, c'est une substance très stable.

Eau oxygénée. — Desc. — Corps liquide, de consistance de la glycérine, sans odeur; densité $= 1,452$. Soluble dans l'eau et l'alcool et un peu dans l'éther. Mais au contact de beaucoup de corps chimiques, elle se décompose (bioxyde de manganèse, fibrine); elle détone avec l'oxyde d'argent.

Prép. — On fait agir le bioxyde de baryum pulvérisé par petites portions sur de l'acide chlorhydrique ou de l'acide fluorhydrique dilué. On purifie par addition d'acide sulfurique, puis de sulfate d'argent ou en distillant dans le vide.

Prop. thér. — Antiseptique très puissant et même le plus puissant connu. Employée pour des pansements chirurgicaux pure et surtout étendue. Son usage prolongé altère la peau, aussi convient-elle mieux à faire des lavages que des pansements fixes.

Coupée dans la proportion de une cuillerée à bouche pour 1 litre d'eau distillée récemment bouillie, elle est usitée comme antiseptique du tube digestif dans la fièvre typhoïde ou le choléra ; on peut s'en servir dans cette proportion comme antiseptique des voies urinaires et en gynécologie.

Elaterium Momordica L. — Syn. — Concombre sauvage.

Desc. — Plante de la famille des Cucurbitacées, qui croît en Europe.

Part. empl. — L'extrait du suc de fruits.

Comp. — Contient un alcaloïde, l'*élatérine*, cristallisé, insoluble dans l'eau, soluble dans l'alcool et le chloroforme ; formule $C^{20}H^{28}O^5$.

Prop. thérap. — Drastique hydragogue, usité lorsqu'une affection cardiaque est compliquée de lésion du rein. Purgatif drastique violent. Irritant à l'extérieur, occasionnant des boutons et même des ulcères.

Mode d'emploi. Doses. — Teinture. — Poudre, de $0^{gr},01$ à $0^{gr},025$. — Teinture 1/5, de 10 à 30 gouttes. — Élatérine, de 1 à 5 milligrammes.

Élixir parégorique. — M. le Dr C. Paul a publié récemment une formule d'élixir parégorique :

Teinture d'extrait d'opium........	60	grammes.
Acide benzoïque	2	—
Teinture de cannelle.............	5	—
Vin de Madère	40	—
Essence d'anis...................	XXV	gouttes.

1 gramme ou 20 gouttes de cet élixir représentent $0^{gr},05$ d'extrait d'opium (Dr C. Paul).

Élixir parégorique d'Édimbourg. — Syn. — Teinture d'opium anisée ammoniacale :

Opium	8 grammes.
Safran	12 —
Acide benzoïque	12 —
Essence d'anis	2 —
Ammoniaque liquide	150 —
Alcool à 86°	350 —

Six grammes de cet élixir contiennent 0^{gr},05 d'extrait d'opium.

Élixir parégorique de Dublin. — SYN. — Teinture d'opium camphrée (Codex, 1866) :

Extrait d'opium	3 grammes.
Acide benzoïque	3 —
Huile volatile d'anis	3 —
Camphre	2 —
Alcool à 60°	650 —

Dix grammes de cet élixir renferment 0 gr. 05 d'extrait d'opium.

Élixir parégorique de New-York :

Opium	3^{gr},88
Acide benzoïque	3^{gr},88
Camphre	2^{gr},58
Essence d'anis	3 grammes.
Safran	2 —
Alcool à 60°	945 —

Vingt-cinq grammes de cet élixir renferment 0^{gr},05 d'extrait d'opium.

Pour éviter toute confusion, il importe que le médecin indique, sur l'ordonnance, la nature de l'élixir parégorique qu'il prescrit.

Entada gigalobium DC. — SYN. — Liane à bœuf, Châtaigner de mer, Calibeau.

DESC. — Plante de la famille des Légumineuses-Mimosées, qui croît à la Martinique et à Madagascar.

PART. EMPL. — La graine.

Comp. — M. A. Petit, en épuisant les graines par l'alcool, a obtenu un principe cristallisé qui serait un glucoside. Elle contient en outre de la saponine, huile fixe, amidon, albumine, glucose, résine, gomme, acide gallique.

Prop. phys. — Le principe actif est un poison assez violent ou amenant d'abord la paralysie du train postérieur, puis la mort, à la dose de $0^{gr},25$ par kilo d'animal.

Prop. thér. — On l'a employé comme vomitif puissant. Il est tonique, fébrifuge, usité dans la débilité et les douleurs lombaires. Il possède des propriétés vermifuges et est employé comme contre-poison.

Ergotinine. — Desc. — Alcaloïde, retiré du seigle ergoté, qui cristallise en petites aiguilles blanches; insoluble dans l'eau, soluble dans l'alcool, l'éther, le chloroforme (Tanret); se colore en rouge violet, puis en bleu dans l'éther additionné d'acide sulfurique étendu à 1/17 d'eau.

Prop. thér. — Très efficace dans l'hémostase (hémoptysie, épistaxis, hémorrhagie utérine ou rectale); employé aussi dans l'érysipèle et les affections cérébrales.

M. le Dr Christian a combattu les attaques épileptiformes qui surviennent dans le cours de la paralysie générale par des injections sous-cutanées d'ergotinine; deux injections ont suffi pour enrayer les attaques. M. Huchard l'a employée dans les mêmes cas.

Mode d'emploi. Doses. — Injection hypodermique :

Ergotinine	$0^{gr},05$
Acide lactique	$0^{gr},01$
Eau	10 grammes

Cette solution est injectée à la dose de 5 à 10 gouttes, soit de 1 à 5 milligrammes d'ergotinine.

Eryngium aquaticum L. — Syn. — Chardon étoilé, Herbe aux serpents.

Desc. — Plante de la famille des Ombellifères, qui croît à la Guyane et aux Antilles.

Part. empl. — La racine.

Comp. — Contient du glucose, tannin, fécule et un glucoside, l'*éryngine*. (H. Bocquillon.)

Prop. thér. — On l'emploie comme fébrifuge dans les fièvres malignes, comme emménagogue et comme hydragogue dans l'hydropisie. La racine est encore un sudorifique puissant, sialagogue, diurétique et altérant ; à doses élevées elle est émétique.

Mode d'emploi. Doses. — Décoction de 30 grammes de racine par litre d'eau. — Teinture 1/5 de 1 à 5 grammes.

Erythrina Corallodendron L. — Syn. — Colorin.

Desc. — Plante de la famille des Légumineuses, qui croît au Mexique, aux Antilles et au Brésil.

Comp. — M. Francisco Rio de la Loza a extrait un alcaloïde, l'*érythrocoralloïdine*.

Prop. phys. — Les injections hypodermiques d'extrait (2 grammes), dissous dans l'eau, produisent chez l'animal des phénomènes d'engourdissement, de faiblesse, qui se terminent par la mort au bout de sept à huit heures, si l'animal est jeune et peu robuste.

Prop. thér. — Elle est d'un emploi usuel, dans l'Amérique du Sud, comme hypnotique et sédatif du système nerveux.

Elle a été étudiée expérimentalement par M. Bochefontaine, et cliniquement par M. le Dr Rey, médecin de l'asile de Ville-Évrard, et par M. Rio de la Loza.

M. le Dr Rey, avec 50 centigrammes d'extrait, obtient dans la folie avec agitation et insomnie, quelques heures de sommeil ; en donnant cette dose deux ou trois fois la nuit, de deux en deux heures, on a obtenu un sommeil calme.

C'est aussi un purgatif énergique et en même temps un diurétique.

Erythrophlœum guineense Don. — Syn. — Sassy, Casca, Mancone, Teli.

Desc. — Arbre de la famille des Légumineuses-Cæsalpiniées, qui croît dans la Guinée et au Congo.

Partie empl. — L'écorce.

Comp. — Contient de l'*érythrophléine*, alcaloïde qui a été isolé par MM. Hardy et N. Gallois.

Prop. phys. — L'écorce a une action spéciale sur le cœur, qui s'arrête en systole, et sur les muqueuses de l'estomac et de l'intestin, qui sont profondément altérées.

Prop. thér. — M. le Dʳ Dujardin-Beaumetz reconnaît qu'elle a les mêmes propriétés que la digitale, tonique du cœur et diurétique.

Le Dʳ Lewin l'emploie avec succès en collyre, et comme anesthésique pour les yeux.

L'alcaloïde est un fortifiant et un calmant du cœur; ses propriétés sont identiques à celles de la digitaline et de la picrotoxine.

Doses. — Teinture à 1/10, de 5 à 10 gouttes, trois fois par jour. — Granules à 1/10 de milligramme, de 1 à 2 par jour.

Ésérine (Salicylate d').—Desc. — Sel stable, bien défini, neutre, facile à peser et se conservant facilement.

Prép. — On l'obtient en saturant une solution d'ésérine dans l'alcool par une solution d'acide salicylique dans le même véhicule, on évapore l'alcool et on fait cristalliser.

Prop. thér. — Usité contre la chorée et le tétanos.

On l'emploie en oculistique contre l'ulcère de la cornée, la mydriase, le glaucome, la névralgie oculaire.

MODE D'EMPLOI. DOSES. — Injections sous-cutanées de 1 à 3 milligr. — Collyre à la dose de 1 centigramme.

Éther formyl-amidophénique.

DESC. — En écailles brillantes, insipide, soluble dans l'eau chaude, l'alcool et l'éther. Point de fusion, 69°.

PRÉP. — On l'obtient en remplaçant, dans la phénacétine, un groupe acétyle pour un groupe formyle.

PRÉP. THÉR. — Antipyrétique. Il agirait directement sur la moelle épinière, annihilant l'action de la strychnine ; antidote de la strychnine et des autres poisons convulsivants et tétaniques.

Éther menthacétique. $C^{24}H^{22}O^{4}$.

SYN. — Éther acétique du menthol.

PRÉP. — M. Braille, pharmacien, l'a obtenu en faisant agir sur le menthol l'acide acétique naissant (acétate de soude et acide sulfurique).

RÉACTION. — Si on dépose une goutte d'éther menthacétique sur un fragment de chloral hydraté, et si on chauffe, on obtient une magnifique coloration bleu céleste.

PROP. THÉR. — L'éther menthacétique s'emploie de même façon que le menthol contre les névralgies faciales. Il est analgésique et anticéphalalgique, employé en léger badigeonnage sur le point douloureux.

Eucalyptéol $C^{20}H^{16},2HCl$.

SYN. — Bichlorhydrate d'eucalyptène.

PRÉP. — On prépare ce produit en faisant réagir l'acide chlorhydrique liquide sur l'essence d'eucalyptus. Il se forme un dépôt cristallin plus ou moins coloré que l'on purifie par des cristallisations dans l'éther de pétrole (M. Antoine et Lafage).

DESC. — Substance cristalline, insoluble dans l'eau

et la glycérine, fond à 50°, bout à 115°. Odeur faible. Saveur amère.

PROP. PHYS. — D'après MM. Lafage et Lully, il ne produit pas d'effets toxiques, car administré sous la peau de cobayes ou dans l'estomac de cobayes ou de chiens, il a donné des effets utiles, sans aucun inconvénient pour l'animal, même à la dose de $4^{gr},10$ et jusqu'à 20 grammes.

Dans les expériences faites à la Faculté de médecine, ils ont pu constater que lors de l'absorption cutanée du médicament il y avait élimination surtout pulmonaire; élimination, au contraire, par les glandes salivaires ou l'intestin lors de l'ingestion stomacale.

PROP. THÉR. — Sa propriété de se décomposer dans l'intestin en chlorures alcalins et en un hydrate de carbure qui est entraîné dans l'économie, en fait un excellent antiseptique intestinal, qui peut être utilisé dans toutes les infections dont l'intestin est le siège, telles que fièvre typhoïde, diarrhée cholériforme, diarrhée verte, un antiseptique modificateur de l'expectoration et des autres produits d'excrétion, tels que les matières fécales et les urines. Il peut être employé avec avantage dans la bronchite chronique, la pneumonie, la gangrène et la phtisie pulmonaire.

MODE D'EMPLOI. DOSES. — On l'administre en cachets de $0^{gr},25$, dans les intervalles des repas, à la dose journalière de 1 gramme à $1^{gr},50$; mais on peut en donner, sans inconvénient, 2 à 3 grammes et même davantage en vingt-quatre heures. On le prescrit aussi sous forme de lavements ainsi formulés :

Bichlorhydrate d'eucalyptène.......	2 grammes.
Huile d'olive stérilisée.............	60 —
Jaune d'œuf...................	n° 1

F. S. A. — Pour un lavement médicamenteux,

qu'on fait précéder d'un lavement évacuant ordinaire.

Les enfants prennent facilement l'eucalyptéol sous forme de saccharure délayé dans l'eau ou le lait. Les doses journalières sont chez eux de $0^{gr},25$ au-dessous d'un an, de $0^{gr},30$ à $0^{gr},50$ de quatre à cinq ans, et de $0^{gr},50$ à $0^{gr},75$ au-dessus de cinq ans.

Eucalyptol. Formule $C^{24}H^{20}O^2$. — DESC. — Huile volatile, d'odeur *sui generis*, aromatique, chaude, franche et agréable, insoluble dans l'eau, soluble dans l'alcool, l'éther, les huiles fixes et volatiles. Bouillant à 176°. Densité, 0,930 à 15° C.

PRÉP. — Essence retirée par distillation des feuilles de l'*Eucalyptus globulus* (Myrtacées) avec de l'eau. On recueille l'essence qui surnage.

Le produit commercial est impropre aux injections hypodermiques. En faisant passer un courant de gaz acide chlorhydrique dans de l'eucalyptol brut placé dans un mélange réfrigérant, on obtient une masse cristalline, qui, exprimée et séchée, puis délayée dans l'eau, donne, après rectification, le produit.

ESSAI. — Dans un mélange réfrigérant, l'eucalyptol cristallise en longues aiguilles, fusibles à — 1°; c'est là un procédé facile pour vérifier sa pureté.

PROP. PHYS. — D'après E. Delpech, il s'élimine facilement par les voies respiratoires et par le rein.

PROP. THÉR. — Employé avec succès contre les bronchites et les catarrhes chroniques. Antiseptique puissant des voies aériennes. Usité en injections dans les affections de l'oreille et de l'urèthre.

MODES D'EMPLOI. DOSES. — Capsules contenant 20 centigrammes d'eucalyptol, à la dose de 3 à 5 par jour. — Injections.

Eugénol. Formule $= C^{10}H^{12}O^2$. — SYN. — Acide eugénique.

Desc. — Liquide huileux, incolore, à odeur et saveur de l'essence de girofle, insoluble dans l'eau, soluble dans l'éther et l'alcool.

Prép. — On l'obtient en oxydant l'essence de girofle par le permanganate de potasse ou l'acide chromique.

Prop. thér. — Antithermique et antiseptique. Employé comme anesthésique, en odontologie.

Mode d'emploi. Doses. — Capsules gélatineuses. — Potion. — Lavement, 80 centigrammes pour les adultes et 20 centigrammes pour les enfants.

Eugénol acétamide. — Prép. — On l'obtient de l'eugénol à l'aide d'un procédé qui change successivement celui-ci en eugénate de soude, en acide eugénol acétique, en éther éthylique de l'acide eugénol acétique et en eugénol acétamide, celui-ci en dernier lieu s'obtient en soumettant l'éther éthylique de l'acide eugénol acétique à l'action d'une solution alcoolique d'ammoniaque.

Desc. — Ce composé est en aiguilles soyeuses lorsqu'il est cristallisé dans l'eau, en aiguilles fines lorsqu'il est cristallisé dans l'alcool; il fond à 110°.

Prop. thér. — Appliqué en poudre fine, il produit une anesthésie locale sans action irritante. Indépendamment des propriétés anesthésiques, ce composé jouit encore de propriétés antiseptiques : c'est ce qui explique la faveur de ce nouveau produit dans le traitement des plaies.

Si on l'applique sur la langue, à l'état de poudre fine, il insensibilise pour un temps plus ou moins long, la partie avec laquelle il s'est trouvé en contact, sans produire d'irritation.

On l'emploie à la place de la cocaïne, pour obtenir l'anesthésie locale.

Euphorbia pilulifera L. — Desc. — Plante provenant de l'Inde; Antilles, la Réunion.

Comp. — Résine, chlorophylle, caoutchouc, tannin, acide volatil, mucilage 5,2 p. 100, sucre 1,2, albumine, cellulose 60,19 p. 100; oxalate de chaux.

Prop. phys. — Le principe actif est toxique pour les animaux à sang chaud. La dose toxique (Eloy) serait de 1 gramme de plante pour 1 kilo d'animal.

Prop. thér. — Introduit dans la thérapeutique française par M. le Dr Tison. Usité contre l'asthme, la bronchite et les autres affections des voies respiratoires, avec action légèrement narcotique. Substance très énergique, qu'il ne faut pas employer en décoction trop concentrée, de peur d'accidents.

Mode d'emploi. Doses. — Décoction, 30 grammes dans 2 litres d'eau à réduire à 1 litre; dose 60 grammes, 3 fois par jour. — Extrait fluide, de 10 à 30 gouttes.

Euphorine. Formule $C^9H^{11}AzO^2$. — Syn. — Phényluré thane, Éther carbanilique, Phénylcarbonate d'éthyl e.

Desc. — Poudre cristalline blanche, d'une odeur aromatique, d'un goût un peu piquant rappelant celui du clou de girofle. Peu soluble dans l'alcool et assez soluble dans un mélange d'eau et d'alcool.

Prép. — 1° On l'obtient par l'action de l'éther chloroxycarbonique sur l'aniline (Willm);

2° Par l'action de l'alcool sur le cyanate de phényle.

Prop. thér. — M. le Dr L. Sansoni a trouvé que l'euphorine, employée à la dose de 1 gramme à 1^{gr},50 par jour, produit un abaissement considérable et prolongé de la température. La chute thermique est accompagnée de transpiration abondante, et l'élévation subséquente de la température amène le frisson. Parfois la température tombe au-dessous de la normale, mais ce collapsus thermique ne s'accompagne pas, au dire de M. Sansoni, de symptômes de collapsus cardiaque. Cependant, pour tâter la susceptibilité du malade, il conseille de commencer le traitement antithermique avec des doses d'euphorine ne dépassant pas 10 centigrammes. On peut dire d'une manière générale que, au point de vue de l'effet antithermique, 50 centigrammes d'euphorine équivalent à 1 gramme d'antipyrine.

Dans les affections rhumatismales, l'euphorine agit à la façon des salicylates et de l'antipyrine, sur lesquels elle ne paraît, d'ailleurs, présenter aucun avantage.

L'action analgésique de l'euphorine s'est montrée considérable dans l'orchite.

Appliquée sous forme de poudre sur les plaies et les ulcères, l'euphorine a donné, comme antiseptique, des résultats excellents. Cette même action favorable a été constatée dans les ophtalmies chroniques.

Le Dr Bergerio a essayé l'euphorine, en applications locales, dans 20 cas d'ulcérations du col, dont 4 étaient compliqués par l'éversion de la muqueuse : après cinq ou six applications les lésions marchaient vers la guérison.

Employée en insufflations et en solution alcoolique (1 : 3) l'euphorine amena la guérison de quelques cas d'endométrite septique.

Pour avoir une notion bien nette de son action, l'auteur évita l'emploi de n'importe quel antiseptique et, pour les lavages du canal génital, ne se servit que de l'eau stérilisée.

MODE D'EMPLOI. DOSES.

Euphorine......................	5 grammes.
Traumaticine (solution de gutta-percha dans le chloroforme)........	20 —

On prescrit également les solutions suivantes :

Euphorine......................	5 grammes.
Huile d'amande douce............	100 —

ou bien :

Euphorine............................	5 grammes.
Alcool..............................	50 —

En solution alcoolique faible.

Cachets à la dose de 1 gramme à 1^{gr},50 comme antipyrétique et de 1^{gr},50 à 2 grammes, comme antirhumatismal.

Exalgine. Formule $C^9H^{11}AzO$. — Syn. — Méthyl-acétanilide.

Desc. — Aiguilles ou larges tablettes blanches, suivant qu'elle a été obtenue par cristallisation ou qu'elle s'est prise en masse après distillation ; peu soluble dans l'eau froide, plus soluble dans l'eau chaude, très soluble dans l'eau légèrement alcoolisée. Elle fond à 101° (Beilstein).

Prop. phys. — Les effets physiologiques et toxiques de l'exalgine ressemblent à ceux de l'antipyrine ; mais cependant l'exalgine paraît agir plus nettement sur la sensibilité et d'une façon moins active sur les centres thermogènes (Drs Dujardin-Beaumetz et Bardet).

Prop. thér. — On obtient des effets analgésiques, à la dose de 25 à 40 centigrammes, prise en une seule fois, ou de 40 à 75 centigrammes, prise en deux fois dans les vingt-quatre heures. Cette action analgésique est très marquée et paraît supérieure à celle de l'antipyrine, et cela dans toutes les formes de névralgies, y compris les névralgies viscérales. Jusqu'à présent, on n'a pas eu à constater, dans son emploi, l'irritation gastro-intestinale, le rash et la cyanose notés dans l'usage de l'antipyrine ou de l'acétanilide, mais une seule fois un léger érythème.

L'exalgine s'élimine par les urines, modifie la sécrétion urinaire et agit, comme les antithermiques du même groupe, dans la polyurie diabétique, en diminuant la quantité de sucre et la quantité journalière des urines.

En résumé, l'exalgine est un puissant analgésique, qui paraît supérieur, à ce point de vue particulier, à l'antipyrine ; elle est en outre beaucoup plus active, puisqu'elle agit à doses moitié moindres. Si l'on compare ce produit aux autres antithermiques analgésiques tirés de la série aromatique, on constate que, comme ces derniers, l'exalgine est à la fois antiseptique, analgésique, mais que cette dernière propriété paraît dominer dans ses effets thérapeutiques. (Dr Bardet.)

Mode d'emploi. Doses. — Potion, d'après le Dr Bardet :

Exalgine	2^{gr},50
Alcoolat de menthe	15 gr.

Dissoudre et ajouter :

Sirop	30 grammes.
Eau	105 —

Chaque cuillerée renferme 25 centigrammes de médicament ; on donne de 1 à 3 cuillerées dans les vingt-quatre heures.

Sous forme alcoolisée :

Exalgine	4 grammes.
Rhum	40 —
Eau distillée	110 —

Cachets médicamenteux, à la dose de 25 centigrammes, répétés deux ou trois fois dans les vingt-quatre heures.

Extrait de sangsues. — Prop. phys. — Dickinson a déjà montré que l'extrait de sangsues jouit de la curieuse propriété de s'opposer à la coagulation du sang.

M. Sahli, de Berne, a communiqué au Congrès international des sciences médicales de Rome le résultat d'expériences faites par lui dans le but de contrôler le fait avancé par Dickinson. Il a observé que la formation d'un caillot dans la veine jugulaire d'un lapin devenait impossible, lorsqu'il avait préalablement pratiqué une injection d'extrait de sangsues ; une seule tête de sangsue a suffi pour obtenir ce résultat. Sur les lapins n'ayant pas reçu d'injection semblable, il pouvait déterminer la formation d'un caillot en introduisant une soie de porc dans la veine.

PROP. THÉR. — L'innocuité des injections intraveineuses d'extrait de sangsues permet de faire des recherches chez l'homme dans les cas de thromboses récidivantes et d'infarctus.

Il conviendrait, d'après M. Sahli, d'associer à ce médicament un agent thérapeutique vasculaire, comme la digitale.

Extraits fluides américains. — SYN. — Fluid-extract.

MODE DE PRÉP. — Plusieurs confrères nous ayant demandé le mode de préparation des extraits fluides des plantes récemment introduits dans la thérapeutique, nous croyons utile de le consigner ici :

Plante médicamenteuse............	100 grammes.
Glycérine pure à 30°..............	20 —
Alcool à 70°.....................	Q. S.

Concasser finement la plante et l'humecter avec la glycérine étendue de son poids d'alcool à 60°.

La tasser ensuite aussi fortement que possible dans une allonge à déplacement et abandonner le produit à lui-même pendant 12 heures. Verser alors lentement à la surface 40 grammes d'alcool à 60° et prolonger le contact pendant 12 nouvelles heures.

Au bout de ce temps, laisser l'écoulement se faire lentement et continuer à lixivier avec l'alcool à 60° jusqu'à ce qu'on ait obtenu 80 grammes de colature qui sera mise en réserve.

A ce moment, changer de récipient et continuer la lixiviation avec de nouvel alcool à 60° jusqu'à épuisement.

Cette dernière colature est distillée ou évaporée au bain-marie jusqu'à consistance d'extrait mou. Redissoudre ce dernier dans Q. S. d'alcool à 60° pour avoir un poids total de 20 grammes et mélanger cette solution avec les 80 grammes de la première colature mise en réserve.

Laisser reposer pendant quelques jours, puis filtrer au papier.

Les extraits fluides ainsi obtenus représentent exactement poids pour poids la plante employée.

Extraits d'organes. — On désigne souvent sous ce nom diverses lymphes : nous avons cru devoir leur consacrer des articles spéciaux sous les noms de *Cardine, Cancroine, Liquide capsulaire, Liquide cérébral, Liquide pancréatique, Liquide testiculaire, Liquide thyroïdien, Nucléine, Sérothérapie, Sérum artificiel, Suc pulmonaire.*

Fabiana imbricata Rz. et P. — Syn. — Pichi ou Pitché du Chili.

Desc. — Arbuste de la famille des Solanacées, tribu des Nicotianées, qui pousse abondamment sur les frontières du Chili et de l'Araucanie.

Comp. — M. Limousin a étudié le bois et l'écorce, il y a constaté l'existence d'une assez forte proportion d'une substance résineuse, de deux glucosides, pas d'alcaloïde.

Prop. thér. — La décoction du bois prise en boisson, est considérée dans l'Amérique du Sud comme très efficace contre les affections déterminant la sécrétion d'urines purulentes. Elle aurait la propriété de désagréger les calculs urinaires et de favoriser leur expulsion. On l'emploie contre les catarrhes de l'appareil urinaire. M. le D^r Le Menant des Chesnais a mis en évidence ses propriétés antiseptiques et sédatives dans le catarrhe aigu et chronique de la vessie.

On l'emploie encore dans la dyspepsie, l'hydropisie.

C'est aussi un stimulant du foie, employé contre la jaunisse et toutes les affections causées par une sécrétion insuffisante de la bile.

Mode d'emploi. Doses. — Extrait fluide, 8 grammes dans un verre d'eau, 3 fois par jour. — Décoction, 30 gr. p. 1,000, à prendre par jour en 4 fois.

Fer (Albuminate de). — Prép. — On dissout dans un litre d'eau 35 grammes d'albumine sèche, on ajoute dans la solution 120 grammes de solution d'oxychlorure de fer (oxyde de fer hydraté dissous dans l'acide chlorhydrique à saturation), puis un litre d'eau et on agite. L'albuminate de fer se précipite, on le recueille, on le sèche.

La solution aqueuse d'albuminate de fer se prépare en dissolvant le précipité dans une solution de soude à 3 parties de soude pour 50 grammes d'eau. On ajoute de l'alcool pour conserver la solution.

Prop. thér. — Possède toutes les propriétés médicinales des ferrugineux, avec cet avantage qu'il est soluble et assimilable.

Doses. — De 0^{gr},30 à 0^{gr},50 d'albuminate de fer desséché par jour en 2 doses.

Ferratine. — Voyez *Albuminate acide de fer*.

Fève des marais. — Syn. — *Vicia Faba* L.

Desc. — Plante de la famille des Légumineuses, qui croît dans toute l'Europe.

Prop. thér. — Les fleurs sèches ont été préconisées par M. le Dr Bouloumié contre les coliques néphrétiques et les douleurs de l'appareil urinaire, à la dose d'une pincée par tasse d'eau bouillante.

Les graines sont adoucissantes et résolutives et leur épisperme est astringent. On en fait une bouillie claire, préconisée contre les diarrhées légères.

Flacourtia cataphracta Roxb. — Desc. — Plante de la famille des Bixacées, originaire de l'Inde et de l'Indo-Chine.

Part. empl. — Les feuilles.

Prop. thér. — Tonique et astringent.

M. Dymock la recommande contre l'enrouement, surtout chez les tempéraments bilieux. Elle soulage dans les nausées, et elle est tonique dans la cachexie. Elle est très efficace dans la diarrhée et la débilité générale.

Mode d'emploi. Doses. — Teinture 1/5, à la dose de 2 grammes. — Infusion, à la dose de 2 grammes.

Formanilide. — C^7H^7AzO.

Prép. — On fait bouillir pendant 1 heure équivalents égaux d'acide formique et d'aniline, on distille, et le formanilide se sublime.

Desc. — Corps blanc cristallisé en lamelles; soluble dans l'eau bouillante, l'alcool, l'éther, la benzine et le chloroforme.

Prop. phys. — Le Dr Neumann a étudié sur luimême et sur un de ses collègues l'action anesthésique du formanilide (en solution à 20 p. 100) : instillé sur la langue, il provoque d'abord la sensation de morsure, puis survient de la pâleur et enfin de l'anesthésie. Par son pouvoir anesthésique le formanilide, tout en étant inférieur à la cocaïne, l'emporte sur l'antipyrine. De plus, l'action anesthésique de la cocaïne cesse après 20 minutes, tandis que celle provoquée par le formanilide persiste pendant 1 à 1 heure 1/2.

On voit que dans ce cas l'action physiologique dépend de la constitution chimique. D'après sa constitution chimique toute seule on pourrait déjà prédire l'efficacité du formanilide comme antipyrétique.

PROP. THÉR. — Le Dr Preisach l'a essayé sur 9 sujets en insufflations dans la gorge; 5 minutes après ces insufflations on observa une anesthésie complète et les malades avalèrent sans douleur aucune. L'anesthésie est presque aussi intense que celle à la suite de badigeonnage avec la cocaïne, mais sa durée est beaucoup plus longue : en moyenne elle dure de 2-16 heures, dans la majorité des cas de 10-12 heures. En même temps que l'anesthésie de la muqueuse on observa la perte de l'excitabilité réflexe. Comme phénomène secondaire fâcheux, on nota seulement une fois, pendant 1-2 secondes, l'accélération des battements cardiaques et la sensation de dépression.

Le Dr Meisels s'est servi du formanilide pour obtenir l'anesthésie de la muqueuse uréthrale; en outre, il employa le formanilide en injections sous-cutanées (1 c. c. d'une solution à 3 p. 100) pendant quelques opérations : l'effet désiré fut obtenu très rapidement.

Le Dr Tauzk a prescrit le formanilide comme antipyrétique et antinévralgique : sous ces deux rapports, on peut le mettre à côté de l'antifébrine et de l'antipyrine; parfois même il ne le cède en rien à la morphine.

Le Prof. Bokaï a attiré l'attention sur l'action vasomotrice du formanilide supérieure à celle de l'antipyrine. Grâce à cette action vaso-motrice sur les vaisseaux de la muqueuse qui devient pâle, on le prescrira avec avantage dans toutes les inflammations douloureuses, telles que celles des amygdales, de l'arrière-gorge, etc.

Formol. Formule $C^2H^4O^2$. — SYN. — Formaldéhyde, Aldéhyde formique.

PRÉP. — Produit par l'oxydation des vapeurs alcooliques de l'esprit de bois (alcool méthylique) sous l'influence d'un fil de platine porté à l'incandescence.

M. Trillat a indiqué un procédé industriel de la préparation du formol consistant à faire passer des vapeurs d'alcool méthylique sur du coke ou du charbon de cornue porté au rouge dans un tube de cuivre. On obtient par cette méthode le formol à l'état de solution aqueuse, et mélangé avec de l'alcool méthylique et peut-être avec des traces d'acide formique. On chasse par distillation les produits alcooliques et éthérés; la solution de formol est ensuite concentrée à 40 p. 100.

PROP. THÉR. — Antiseptique puissant, qui empêche les fermentations et empêche l'urine de se putréfier. Il abaisse la température de 1 à 2 degrés.

D'après le Dr Berlioz, le formol serait plutôt un infertilisant des microbes qu'un microbicide.

Franciscea uniflora Pohl. — SYN. — *Manaca*, Mercure végétal.

DESC. — Arbre de la famille des Scrofulariacées, qui croît aux Antilles et à la Réunion.

COMP. — Il contient un alcaloïde, la *manacine*, de formule $C^{14}H^{23}Az^4O^5$.

PROP. PHYS. — Toxique à doses élevées.

PROP. THÉR. — Le Dr Cauldwell a traité par l'extrait fluide 35 cas de rhumatisme et n'a eu qu'à s'en louer, surtout dans les cas subaigus avec peu ou point d'élévation de la température. Les Drs Cauldwell et Gottheil emploient de préférence l'extrait fluide, à la dose de 35 centigrammes à 2 grammes par jour, surtout dans le rhumatisme chronique.

Aux États-Unis, on fait usage du manaca comme altérant et antirhumatismal.

C'est aussi un puissant antiseptique, antisyphilitique, purgatif, emménagogue et diurétique.

Modes d'emploi. Doses. — On emploie surtout la racine en poudre, à la dose de 60 centigrammes, trois ou quatre fois par jour. — Décoction de la racine (10 à 15 p. 100). — Extrait fluide, préparé avec la racine, à la dose de 5 à 20 gouttes, trois fois par jour.

Gaïacol. — Formule $C^7H^8O^3$.

Desc. — Se présente sous forme d'un liquide à odeur aromatique agréable, bouillant à 200°, d'une densité de 1,1171 à 13°, donne avec l'acide sulfurique une coloration rose clair.

Il doit être conservé à l'abri de la lumière, dans des flacons opaques.

Prép. — Retiré par distillation fractionnée de la créosote de hêtre, où il se trouve en proportions élevées, jusqu'à 90 p. 100.

Il distille entre 200° et 205°; on le secoue avec de l'ammoniaque faible à plusieurs reprises, puis on le distille à nouveau ; il est dissous ensuite dans un volume égal d'éther et additionné d'une solution alcoolique concentrée de potasse caustique jusqu'à léger excès.

On lave le précipité qui se forme à l'éther, on le fait cristalliser dans l'alcool, et enfin on le sature avec de l'acide sulfurique dilué.

Prop. thér. — Préconisé par le Dr Sahli, à la place

de la créosote de hêtre, qui se trouve toujours plus ou moins pure.

Sciolla de Gênes, a employé le gaïacol en badigeonnages chez les tuberculeux. Il appliquait jusqu'à 30 grammes par jour sur la peau.

M. Bard, de Lyon, a contrôlé les assertions de Sciolla et constaté que, en effet, les badigeonnages de gaïacol déterminent un abaissement de la température chez les individus atteints de fièvre tuberculeuse ou même d'autres pyrexies, mais il considère l'innocuité de cette médication comme n'étant pas aussi certaine que le prétend Sciolla.

Après avoir commencé, au moment où il a entrepris ses essais, par des doses de 3 grammes, M. Bard a été effrayé par la puissance d'action du médicament, et il a eu recours ultérieurement à des doses moindres (2 grammes, 1 gramme et même 50 centigrammes).

Avec les badigeonnages à 3 grammes, répétés trois fois par jour, M. Bard a obtenu des abaissements de température considérables, dépassant 2 degrés dans certains cas.

Chez les malades sur lesquels sont pratiqués les badigeonnages, l'absorption est incontestable; Sciolla avait déjà dit que ces malades percevaient la saveur du gaïacol dans la bouche, au bout de quinze minutes, et que le médicament se retrouvait dans l'urine à l'état d'éther gaïacol-sulfurique. M. Bard n'a fait aucune expérience de contrôle à ce sujet. Il se demande si l'on doit considérer l'absorption comme se faisant par la peau ou si, au contraire, on doit admettre qu'elle se produit par les voies respiratoires. C'est encore là un point qui reste à préciser.

M. Guinard a fait des expériences ayant pour but d'élucider cette question et qui lui permettent d'affirmer que le gaïacol dont on a badigeonné la peau n'est nullement absorbé par les voies respiratoires, et que dans les cas où on enveloppe la région cutanée sur laquelle a été pratiqué le badigeonnage, l'abaissement de la température est beaucoup plus prononcé.

MODE D'EMPLOI. DOSES. — On emploie le gaïacol comme la créosote.

Gaïacol......................	2 grammes.
Alcool......................	20 —
Eau	180 —

Une cuillerée à bouche après chaque repas.

Pilules et capsules de gaïacol, à la dose de 0,005 à 0,01.

Gaïacol benzoïque. $C^{14}H^5O^3$. — SYN. — Benzosol, Benzoïlgaïacol.

DESC. — Cristaux incolores, fondant à 50°, sans odeur ni saveur. Il est soluble dans le chloroforme, l'éther et l'alcool bouillant, presque insoluble dans l'eau.

PRÉP. — Le gaïacol brut est transformé en sel de potasse et purifié par cristallisation dans l'alcool, on le chauffe au bain-marie avec la quantité calculée de chlorure de benzoïle, il se forme du benzosol qui est purifié dans l'alcool.

PROP. THÉR. —M. Bongart, qui l'a découvert, l'a préconisé à la place du gaïacol, dont il n'a pas le goût désagréable ni la saveur caustique.

Employé aux mêmes usages que le gaïacol.

Le Dr Piatkowski a obtenu de bons résultats du gaiacol benzoïque dans 8 cas de diabète. Dans tous, le sucre persistait, malgré le régime carné intensif. Sous l'influence du gaïacol benzoïque, la quantité d'urine, son poids spécifique et le sucre ont diminué (la disparition complète de sucre n'a pas été obtenue);

le poids du corps a augmenté et l'état général s'est amélioré.

DOSES. — Mêmes doses que le gaïacol.

Gaïacol carboxylique (Acide). Formule $C^{14}H^2O^4$ C $H^4O^2HO^2$. — SYN. — Gaïacol carbonique (acide).

DESC. — Corps cristallisé, fusible à 148°, donnant avec le perchlorure de fer une coloration bleue.

PRÉP. — On sature à froid et sous pression du gaïacol isolé par de l'acide carbonique. On chauffe ensuite toujours sous pression à une température supérieure à 100°. Le produit est dissous dans l'eau, puis décomposé par de l'acide chlorhydrique.

PROP. THÉR. — Présenté comme ayant des propriétés antiseptiques et antipyrétiques.

Gaïacoliodoforme. — DESC. — Le gaïacoliodoforme se distingue du gaïacol iodoformé du professeur Picot en ce que, dans cette dernière préparation, on emploie comme dissolvant l'huile d'olive, tandis que dans le premier le gaïacol est employé comme dissolvant direct de l'iodoforme.

PROP. PHYS. — Le Dr F. Winkler s'est assuré que le gaïacoliodoforme agit comme bactéricide sur les bacilles de la tuberculose ; les cultures soumises aux vapeurs de gaïacoliodoforme ou mélangées avec cette substance, ne provoquent pas d'infection chez les cobayes inoculés sous la peau et dans le péritoine. De même aussi ces cultures restent stériles quand on les transporte sur d'autres milieux. Mais, en revanche, l'auteur a échoué dans ses essais d'immuniser les animaux par l'inoculation des cultures traitées par le gaïacoliodoforme, ou de s'opposer au développement de l'affection. La raison de ces échecs doit être recherchée dans les circonstances par trop favorables que le bacille trouve pour son développement dans l'intérieur de l'organisme,

PROP. THÉR. — Le Dr Winkler, pensant que, dans les tuberculoses locales, les conditions sont moins favorables au bacille que dans les milieux artificiels, a prié Von Mosetig-Moorhof de se servir du guaïacolioforme pour le traitement des tuberculoses locales.

Les résultats obtenus sont excellents : les injections sont absolument indolores, elles ne provoquent pas d'élévation de la température, les tumeurs fongueuses diminuent rapidement de volume : le gaïacoliodoforme est doué d'un pouvoir dessiccant éminent sur le tissu osseux ramolli par les fongosités.

L'auteur conclut en recommandant de se garder d'injecter en une seule fois des doses de gaïacoliodoforme par trop élevées ou d'employer comme dissolvant de l'iodoforme l'huile d'olive ou l'huile d'amande.

Ce qui rend les injections de gaïacoliodoforme supérieures à celles d'éther iodoformé, c'est l'absence de toute douleur. Il faut aussi remarquer que, dans ce mélange, c'est l'iodoforme qui exerce un pouvoir antiseptique et bactéricide, et nullement le gaïacol comme le prétendent quelques auteurs.

MODE D'EMPLOI. — Les injections se font avec la solution suivante :

Gaïacol pur	100 grammes.
Iodoforme	20 —

dont on injectera 20 grammes

Galega officinalis, L.

DESC. — Plante de la famille des Légumineuses-Papillonacées, qui croît en abondance en Europe.

PART. EMPLOYÉES. — Les feuilles.

Prop. thér. — Cette plante possède des propriétés galactogognes incontestables.

Modes d'emploi. Doses. — Extrait aqueux de galega dont le rendement est le cinquième de la plante :

Infusion.

Feuilles de galéga contusées......	50 grammes.
Eau bouillante..................	1,000 —

Versez l'eau bouillante sur les feuilles contusées, laissez infuser une demi-heure et passez.

Sirop.

Extrait aqueux de galéga...........	50	grammes.
Eau distillée......................	50	—
Sirop de sucre....................	875	—
Teinture de fenouil...............	25	—

Chaque cuillerée à bouche contient 50 centigrammes d'extrait et correspond à $2^{gr},50$ de plante sèche.

Pilules.

Extrait aqueux de galéga	20 grammes.
Poudre fine de galéga	Q. S.

pour cent pilules. Chaque pilule contient 20 centigrammes d'extrait et correspond à 1 gramme de plante.

Gallacétophénone. — Syn. — Trioxybenzol. $CH^3COC^6H^2(OH)^3$.

Descr. — Poudre jaune, soluble dans l'eau chaude, l'alcool, l'éther et la glycérine. Sa solubilité dans l'eau froide est faible, mais elle peut être considérablement augmentée par l'adjonction d'acétate de soude.

Prép. — Il dérive du pyrogallol en remplaçant 3HO par du méthylkétone.

Prop. thér. — Découvert et expérimenté par Nenckii, employé par le Dr Von Ins avec succès dans le psoriasis. L'action se manifeste au bout de 12 heures. Il a l'avantage de ne pas salir le linge.

Mode d'emploi. Doses. — Pommade à 10 p. 100. Solution :

Gallacétophénone	4 grammes.
Acétate de soude	30 —
Eau chaude	100 —

Mêlez. — Usage externe.

Gallanol. $C^{13}H^{13}AzO^3$. — Syn. — Gallol, Gallanilide.

Prép. — M. Cazeneuve le prépare en chauffant l'acide gallotannique avec un excès d'aniline, pendant une heure environ vers 150°. La masse traitée par de l'eau acidifiée par l'acide chlorhydrique laisse déposer des cristaux que l'on purifie par des cristallisations successives dans l'alcool aqueux.

Desc. — Cristaux lamellaires d'une grande blancheur, qui perdent à 100° 2 molécules d'eau de cristallisation.

Le gallanol fond vers 205° en se colorant à peine et sans dégagement gazeux, ce qui le différencie du gallate d'aniline, lequel se décompose dès 110; c'est l'anilide de l'acide gallique.

Il est peu soluble dans l'eau froide, très soluble dans l'eau bouillante.

Réactions. — La solution colore en bleu le perchlorure de fer. Il se dissout bien dans l'alcool à 93° et assez bien dans l'éther à 65°. Il est insoluble dans le chloroforme, le benzène, la ligroïne. Il se dissout mieux dans les alcalis en se colorant; mais l'altération n'est que partielle.

Prop. phys. — Le gallanol en excès arrête complètement la vie des micro-organismes.

Utilisé en solution relativement faible (1 pour 1000

ou 2 pour 1000), sans arrêter toute la végétabilité des micro-organismes, il anéantit néanmoins presque complètement leur pouvoir pathogène.

Ce corps n'est pas toxique. A la dose de 4 grammes chez le chien, de 2 grammes chez l'homme, il ne donne lieu à aucune réaction inflammatoire.

Il est peu soluble dans l'eau (1 gramme dans 1 litre); grâce à cette insolubilité, l'absorption peut être limitée.

Le gallanol est un agent réducteur de la peau; il n'a déterminé ni rougeur, ni inflammation, ni pigmentation de la peau.

Prop. thér. — Le gallanol a été expérimenté par MM. Cazeneuve et Rollet dans le traitement de certaines affections de la peau.

Ce corps a donné de très bons résultats dans l'eczéma chronique suintant qu'elle sèche en calmant très vite le prurit. Ce composé serait supérieur à l'acide chrysophanique et à l'acide pyrogallique dans le traitement du psoriasis et de l'eczéma de la face et du cuir chevelu; il a l'avantage de ne pas tacher le linge.

Dans le traitement du psoriasis, l'action du gallanol est surtout sensible dans le cas de moyenne intensité. C'est un agent précieux pour les affections du cuir chevelu, de la face, du cou, car son action est plus rapide que celle des alcalins.

Dans les cas de psoriasis anciens et rebelles, le gallanol agit peut-être moins vite que l'acide chrysophanique et surtout que l'iodochlorure de mercure, mais offre sur ces médicaments l'avantage de pouvoir être laissé entre les mains des malades sans avoir à redouter des accidents pour abus d'emploi.

Le gallanol paraît désigné comme un bon remède pour les mycoses vraies de la peau, le favus, les trichophyties, le prurigo, sur lesquelles son action antiparasitaire est manifeste.

L'effet en est surtout très rapide dans les applications au cou, à la tête et au cuir chevelu, les phénomènes réflexes par voie d'absorption cutanée n'étant pas à craindre.

Il ne faudrait pas s'effrayer d'une poussée souvent rapide, dont presque tous les malades, qui l'ont ressentie, ont retiré un grand avantage, comme accélération ultérieure de la guérison.

Mode d'emploi. — Poudre de gallanol pour saupoudrer, soit pure, soit mélangée de talc.

Pommade de gallanol à la vaseline dans la proportion du trentième, du dixième, d'un quart.

L'application du gallanol peut se faire également par un badigeonnage :

```
Gallanol....................  10 grammes.
Alcool à 95°................  50     —
Ammoniaque liquide .........   1 centimètre cube.
```

et par-dessus une application de traumaticine ; cette application a pour but d'empêcher l'action oxydante de l'air.

Gallate de mercure. — Prép. — On prépare le gallate mercureux en précipitant une solution de nitrate mercureux par l'acide gallique, et le gallate mercurique par la réaction du même acide sur l'acétate mercurique (Brousse et Gay).

Ces composés ne sont pas stables ; en outre, si on les lave à l'eau chaude ou même froide, ils cèdent peu à peu tout leur acide gallique et noircissent.

MM. Brousse et Gay ont été conduits à préparer le *gallate de mercure* par le procédé suivant :

```
Acide gallique cristallisé....................  37,60
Oxyde mercurique jaune........................  21,60
```

Mêlez les deux corps par trituration dans un mortier, ajoutez 25 centimètres cubes d'eau distillée, pour obtenir une pâte fluide ; abandonnez le mélange dans le mortier, pendant deux jours. Réduisez en poudre la masse séchée ; achevez la dessiccation en l'exposant dans une cloche à acide sulfurique pendant 24 heures.

Desc.—La couleur vert noir mat de la poudre indique qu'elle est formée surtout par du gallate mercureux ; la teneur en mercure métallique est de 37, 17 p. 100.

Prop. phys. — L'absorption est rapide ; l'examen des urines a permis de déceler la présence du mercure dès les vingt-quatre heures qui suivent l'ingestion de la première dose du médicament.

Les effets physiologiques ont été généralement nuls, toujours peu marqués ; les malades n'ont jamais accusé de salivation accentuée, encore moins de stomatite ; porté à la dose journalière de $0^{gr},20$ et administré pendant un certain temps sans interruption, ce médicament a provoqué, exceptionnellement chez quelques malades, de légères coliques, qui, d'ailleurs, ont rapidement cessé par une courte interruption de la médication, laquelle a pu ensuite être reprise et continuée sans encombre jusqu'à la guérison des accidents.

Prop. thér. —Les effets thérapeutiques se sont toujours montrés rapidement efficaces : la dose journalière de $0^{gr},10$ a été généralement suffisante pour les chancres, les accidents secondaires légers (roséole, plaques muqueuses), et leur disparition a été obtenue après quinze jours de traitement en moyenne, un mois au plus. Pour les formes plus sérieuses (papules vulvaires, anales, surtout syphilide papuleuse généralisée), la dose a dû être portée à $0^{gr},20$ et le traitement quelquefois, mais rarement, continué au delà d'un mois.

En résumé, le gallate de mercure est un antisyphilitique puissant qui doit être employé dans les cas nombreux où les préparations classiques se trouvent contre-indiquées par suite de cachexie ou dyspepsie.

On l'a employé sur plus de trente malades, soit à la période du chancre, soit au cours des différentes manifestations secondaires.

MODES D'EMPLOI. DOSES. — Ce médicament a été administré en pilules formulées comme suit :

Gallate de mercure	0,05
Extrait de quinquina	0,10

Leur teneur en mercure est de 0,018.

C'est cette préparation que MM. Brousse et Gay ont expérimentée à la clinique dermatologique de Montpellier, à la dose de deux à quatre pilules, soit 10 à 20 centigrammes de gallate de mercure par jour.

Gallobromol. $C^7 H^4 Br^2 O^3$. — SYN. — Acide dibromogallique.

PRÉP. — On dissout 1 partie d'acide gallique dans 50 parties d'eau, et dans cette solution on verse petit à petit une solution de 5 parties de brome dans 150 parties d'eau. La solution filtrée est purifiée par addition d'un peu de carbonate de potasse et de bromure de potassium, décolorée au noir animal, filtrée, puis évaporée.

DESC. — Le gallobromol se présente sous l'aspect d'aiguilles blanches, très fines, très solubles dans l'alcool, dans l'éther et dans l'eau bouillante, et assez solubles dans l'eau froide pour qu'on puisse l'administrer en solution (100^{cc} d'eau à $10°$ C. dissolvent 12 grammes environ d'acide dibromogallique). (Cazeneuve.)

PROP. PHYS. — Le Prof. Lépine a fait chez le chien quelques expériences sur la toxicité du gallobromol : à un chien de 11 kilogrammes, il a ingéré dans l'estomac 11 grammes de gallobromol. L'animal a vomi un quart d'heure plus tard une petite partie du gallobromol, ainsi qu'on a pu s'en assurer par la coloration rose qu'ont prise les matières vomies. L'animal est resté couché ; le cœur s'est accéléré ; puis, une demi-heure après, s'est beaucoup ralenti, en même temps que ses battements sont devenus très forts. Déjà la respiration s'était ralentie et était devenue très ample. La température s'est élevée de quelques dixièmes de degré ; puis l'animal a été pris de quelques convulsions des pattes ; les pupilles se sont dilatées ; il est devenu presque inerte et a succombé environ deux heures après l'ingestion du médicament. Comme il en a vomi une petite partie, on ne peut dire exactement quelle dose a amené la mort en deux heures. Elle a été en tous cas inférieure à 1 gramme par kilogramme d'auimal.

PROP. THÉR. — Le Professeur Lépine a eu d'excellents résultats dans le traitement de l'épilepsie, il a pu enrayer des attaques épileptiques. De même dans la chorée chronique, ce médicament a bien réussi.

En solution de 1/100, il arrête complètement la vitalité des micro-organismes. Sa faible toxité permet de l'utiliser à la dose de 1/100 sans crainte pour des lavages antiseptiques. C'est ce point dûment acquis qui a amené MM. les professeurs Cazeneuve et Rollet à utiliser le gallobromol pour le traitement de la blennorrhagie. Son action sur la douleur dans la blennorrhagie et les érections est très remarquable, en raison de son pouvoir antiseptique et sédatif. Il s'administre par injections du canal de l'urètre ou lavages de la vessie.

Les lavages sans sonde de l'urètre total sont la

méthode de choix dans le traitement de la blennorhagie par ce produit. Le gallobromol est indiqué dans le traitement de l'urétrite blennorrhagique à toutes périodes. On peut l'employer à 20 et à 40 pour 1000 en lavages. En injections dans l'urètre antérieur, on peut faire usage de la solution au 1/10 à la période abortive.

Contenant la moitié de son poids de brome, il a une action très marquée sur la douleur et les érections. Les lavages avec le gallobromol sont indiqués dans les cas de cystite et d'épididymite. Quoique des injections par méthode ordinaire soient bonnes à employer, il y a lieu, pour l'application, de donner la préférence aux lavages sans sondes, qui donnent les résultats les plus remarquables.

MODE D'EMPLOI. DOSES. — Le gallobromol s'emploie en cachet de 0,50 à la dose de 1 à 8 par jour.

Gelsemium sempervirens. — SYN. — Jasmin jaune.
DESC. — Plante de la famille des Solanacées, qui croît aux États-Unis.
COMP. — Le principe actif est la *gelsémine* $C^{12}H^{14}AzO^2$, qui donne des réactions analogues à celles de la strychnine.
PROP. THÉR. — C'est un sédatif nerveux et artériel, employé dans les fièvres bilieuses et rémittentes, le délire, l'épilepsie, la blennorrhagie aiguë, l'inflammation de la plèvre, les affections névralgiques du trijumeau et des nerfs dentaires. Il est très actif et il doit être manié avec précaution.
MODE D'EMPLOI. — Extrait fluide par déplacement :

Gelsemium en poudre............ 100 grammes.
Alcool à 94°..................... q. s.

Pour faire 100 gr. d'extrait fluide.
Teinture américaine :

8.

Gelsemium en poudre............. 15 grammes.
Alcool à 94°...................... q. s.

Pour obtenir 100 gr. de teinture.

Doses. — Extrait fluide, de 0^{gr},05 ou 0^{gr},10 à 0^{gr},20, trois fois par jour. — Poudre de racine, 10 à 15 centigrammes. — Teinture, de 5 à 15 gouttes.

Glycéro-alcoolés. — M. A. Petit, considérant avec raison que la forme de granules sous laquelle on délivre les médicaments toxiques a des inconvénients au point de vue du dosage et de l'absorption, présente un mode nouveau d'administration des médicaments actifs.

M. A. Petit établit la formule suivante :

Pour 1000 cc.
 { Glycérine (D = 1250 à 15°: 333 grammes.
 { Eau distillée 147 grammes.
 { Alcool à 95° q. s. pour obtenir un litre à 15°.

Au moment du mélange il y a contraction et élévation de température.

Un centimètre cube pèse 1 gramme.

Cette formule présente l'avantage que 1 gramme ou 1 centimètre cube correspond exactement à 50 gouttes (ce qui permet de donner au début des doses de 1/50 de millig.).

Ce véhicule présente en outre les avantages suivants : 1° conservation indéfinie ; 2° évaporation rendue difficile par la viscosité du liquide ; 3° solubilité complète assurée dans la plupart des cas, même quand le liquide est étendu d'eau.

On peut préparer ainsi les glycéro-alcoolés de digitaline cristallisée, de nitrate d'aconitine cristallisée, de strophanthine, d'ouabaïne, au millième, et ceux de picrotoxine et de monosulfure de sodium au centième.

Glycéro-alcoolé de digitaline cristallisée au millième :

Digitaline cristallisée.................. 1 gramme.
Liquide glycéro-alcoolique............ q. s.
pour faire un litre à 15°.

Faites dissoudre.

Glycérophosphate de chaux. — Syn. — Phospho-glycérate de chaux.

Historique. — Découvert par Pelouze en 1846, en faisant agir l'acide phosphorique anhydre ou vitreux sur la glycérine, l'acide phosphoglycérique a été obtenu à peu près en même temps par Gobley, en partant de la lécithine de l'œuf qu'il décomposait par les acides. Puis, Lehman observa sa présence dans la matière nerveuse malade ; enfin, plus récemment, Tudichum et Kingzett l'ont préparé en faisant bouillir la képhaline ($C^{42}H^{79}AzPhO^{13}$) avec de l'eau de baryte.

Prép.

Acide phosphorique liquide à 60 0/0........ 3^{kil},000
Glycérine pure à 28°.................... 3 ,600

Maintenir à une température de 100 à 110° pendant six jours consécutifs, en agitant trois à quatre fois par jour.

La masse commence à se colorer au bout du deuxième jour et à émettre des vapeurs. Le cinquième jour, elle est de couleur brune et cesse de fumer. Le septième jour, le mélange est mis à refroidir ; la masse devient alors visqueuse et transparente.

Après refroidissement complet, on sature l'acidité par un lait de carbonate de chaux, préparé en délayant 500 grammes de carbonate de chaux précipité dans 2 kilogrammes d'eau. Le mélange obtenu, on laisse déposer deux ou trois heures, puis on ajoute à nouveau, et peu à peu, du lait de carbonate de chaux de composition identique à la précédente, jusqu'à ce que la plus grande partie de l'acidité soit saturée. (Il faut deux jours environ pour arriver à ce point.)

Au bout de ce temps, on filtre, et la liqueur filtrée est amenée à exacte neutralité avec un lait de chaux éteinte; on filtre au papier, puis on précipite avec de l'alcool à 90°.

Le précipité formé se dépose très rapidement; on décante au bout d'une heure environ; on fait égoutter le précipité et on l'essore complètement.

On le redissout dans l'eau froide, on filtre et on évapore à très basse température.

Le sel ainsi obtenu est une poudre blanche, légèrement cristalline, soluble dans 15 parties d'eau froide, presque insoluble dans l'eau bouillante, insoluble dans l'alcool, et donnant à peine par le molybdate d'ammoniaque la réaction de l'acide phosphorique.

PROP. PHYS. — Le Dr A. Robin a constaté que le glycérophosphate de chaux, en injection sous-cutanée à la dose de 0,25 augmente le résidu total de l'urine, l'urée (de 23,5 à 31,73), le coefficient d'oxydation azotée (de 80, 7 0/0 à 84 0/0), les chlorures, les sulfates, le coefficient d'oxydation du soufre (de 7 à 90 0/0), la chaux, la magnésie et la potasse. Il ne semble pas avoir une influence très marquée sur l'acide urique et ne fait varier que dans des proportions insignifiantes le phosphore incomplètement oxydé, qu'il tend plutôt à abaisser.

Il exerce donc sur la nutrition de tous les organes une puissante accélération, et je démontrerai plus tard que cette accélération prend sa source dans une stimulation particulière de l'appareil nerveux. Son action sur cet appareil est antagoniste de celle de l'antipyrine. Comme le Dr A. Robin l'a démontré dans une communication faite à l'Académie en 1887, l'antipyrine est le médicament de l'excitabilité nerveuse exagérée, tandis que les glycérophosphates sont les médicaments de la pression nerveuse.

En injections sous-cutanées ils produisent des effets au moins aussi énergiques que le liquide testiculaire qui n'agit vraisemblablement qu'en vertu du phosphore organique qu'il contient. Il pourrait donc y avoir avantage à les employer à la place de ce liquide, puisque l'on substituerait ainsi un produit défini, dosable, à une préparation incertaine, variable et éminemment altérable.

Prop. thér. — Le Dr A. Robin a été conduit à étudier la valeur thérapeutique des glycérophosphates par les constatations qu'il a faites dans la composition des urines des neurasthéniques. Elles renferment, en effet, des quantités relativement considérables de phosphore incomplètement oxydé, qui s'y trouve surtout sous la forme d'acide phosphoglycérique.

En admettant qu'il vaudrait mieux introduire dans l'organisme le phosphore sous forme d'une combinaison organique aussi rapprochée que possible de celle qu'il a dans le système nerveux, le Dr Robin employa les glycérophosphates de chaux, de potasse et de soude, soit seuls, soit associés, par la voie stomacale ou sous-cutanée.

Les résultats ont paru favorables dans plusieurs cas de sciatique, de tic douloureux de la face, de maladie d'Addison. Chez les ataxiques, les résultats obtenus avec l'injection sous-cutanée de glycérophate de chaux, à la dose quotidienne de 20 centigrammes, ont été moins bons. Chez un seul on a constaté la diminution des douleurs et plus d'assurance dans la marche.

Le glycérophosphate de chaux réussit contre les dépressions nerveuses , les convalescences, les asthénies nerveuses, la chlorose, l'albuminurie, la phosphaturie, l'ataxie, l'hypersthénie gastrique, la sciatique aiguë, le tic douloureux de la face.

MODE D'EMPLOI. DOSES.— Sirop ou solution de glycérophosphate de chaux à la dose de 0^{gr},50 à 1 gramme de substance active. Injection hypodermique. Solution aqueuse, saturée, stérilisée et renfermée dans des tubes scellés à la lampe pour injections hypodermiques (glycérophosphate de chaux, 0^{gr},06 par centimètre cube ; glycérophosphate de soude, 0^{gr},20).

Glycozone. — PRÉP. — Composé stable que M. Ch. Marchand a obtenu en soumettant 1 volume de glycérine anhydre à l'action de 15 volumes d'ozone à la température de 0° et à la pression atmosphérique ordinaire.

Le glycozone se conserve bien dans des flacons hermétiquement bouchés et lorsqu'on le tient à l'abri du contact avec les objets métalliques.

PROP. THÉR. — Ce produit serait, d'après C. Edson, un excellent médicament contre l'ulcère de l'estomac, le catarrhe gastrique et les dyspepsies, affections pour lesquelles on l'administre à la dose d'une à deux cuillerées à café dans un peu d'eau, une heure avant (ulcère de l'estomac) ou immédiatement après les repas (gastrite, dyspepsies).

MODE D'EMPLOI. DOSES. — Dans les inflammations chroniques du rectum, on pourrait employer avec avantage le glycozone en lavements d'après la formule que voici :

Glycozone........................	25 grammes.
Eau tiède........................	300 —

Mêlez. — Pour un lavement.

Enfin, dans le traitement des affections utérines, des tampons imbibés de glycozone pur seraient plus efficaces que les simples tampons glycérinés.

Gossypium herbaceum L. — SYN. — Cotonnier.

DESC. — Plante de la famille des Malvacées, qui croît aux Antilles, Sénégal, la Réunion, Indo-Chine, et Inde.

PART. EMPL. — La racine.

PROP. THÉR. — Son action équivaut à celle du seigle ergoté. L'extrait provoque même des contractions utérines plus sûrement que l'ergot. On en fait usage dans l'aménorrhée, la dysménorrhée.

MODE D'EMPLOI. DOSES. — Extrait fluide :

Écorce de racine de cotonnier...............	100
Glycérine....................................	35
Alcool à 94°.................................	q. s.

Pour faire 100 gr. d'extrait fluide; à la dose de 4 à 15 grammes par jour. — Infusion, 10 grammes d'écorce, 2 fois par jour. — Décoction, 120 grammes pour 1,200 grammes d'eau, à la dose de 60 grammes toutes les demi-heures.

Grindelia robusta Nut. — DESC. — Plante de la famille des Composées, qui croît dans le sud des États-Unis.

PART. EMPL. — La plante entière.

COMP. — La résine serait la partie active.

PROP. THÉR. — Utilisée contre la coqueluche, l'asthme avec spasmes, les affections des bronches. Efficace pour atténuer la fréquence et la violence des accès. Spécifique pour guérir l'irritation causée par le suc du *Rhus Toxicodendron*, et l'irritation des maladies de peau. MM. C. Paul et Huchard l'ont employée avec succès dans l'emphysème.

Les tuberculeux des premières périodes, fatigués par une toux sèche et opiniâtre, voient leurs symptômes se calmer rapidement; en même temps, les forces et l'appétit augmentent. Les malades accusent, avec espoir, un relèvement notable des forces et un sommeil réparateur. Dans les laryngites catarrhales ou autres enrouements et aphonies des cordes vocales reprennent facilement, sous l'action de la grindelia leur vigueur accoutumée, et la parole éteinte reparaît aisée et sonore.

Dans l'emphysème, la respiration redevient plus large et plus facile, l'expectoration se faisant plus régulièrement. C'est une thérapeutique eupnéique rationnelle, la plus capable d'engendrer les réactions modificatrices favorables à la cicatrisation complète des lésions épithéliales de l'arbre aérien. Elle calme l'irritation réflexe névro-bronchique, décongestionne les poumons, excite l'atonie des fibres lisses, augmente l'énergie des leucocytes, pour rendre ces cellules victorieuses des bacilles.

Dans les hypertrophies simples, dérivant de palpitations anciennes, ou liées à une activité exagérée de l'organe circulatoire, et surtout dans l'augmentation de capacité des cavités cardiaques, avec amincissement de leurs parois (dilatation, coïncidant fréquemment avec les bronchites), l'emploi de la grindelia robusta, pour rétablir l'équilibre circulatoire, se trouve indiqué. Elle offre tous les avantages de la digitale sans nul de ses inconvénients. Elle réprime l'excès de tension sanguine et chasse bien loin toute menace congestive, dans les palpitations liées à l'hypertrophie de croissance, à l'emphysème, à l'asthme et à la tuberculose commençante.

Mode d'emploi. Doses. — Extrait fluide, préparé avec les feuilles et les sommités fleuries :

Grindelia en poudre n° 30	100
Alcool à 94°	q. s.
Eau distillée	q. s.

Pour faire extrait fluide 100 gr.

On mêle 3 parties d'alcool avec une partie d'eau distillée, et ce mélange sert à préparer l'extrait fluide, d'après le procédé habituel. L'extrait fluide doit être donné dans de l'eau sucrée ou du lait, en remuant le breuvage, pour empêcher la résine d'adhérer au verre, à la dose de 2 à 4 grammes, toutes les trois ou quatre heures. — Teinture 1/5, de 30 à 40 gouttes :

Teinture de grindelia robusta	30 grammes.	
— de convallaria maïalis	10	—
— de scille	5	—

à la dose de 15 gouttes 3 fois par jour, employé par le Dr Huchard contre la néphrite.

Guaco. — SYN. — *Mikania Guaco* H. B., *Eupatorium saturæfolium* Lam.

DESC. — Plante grimpante, de la famille des Composées, qui croît dans l'Amérique du Sud, à la Guyane et Martinique.

COMP. — Contient une substance résinoïde amère, la *guacine*.

PART. EMPL. — La plante entiére.

PROP. THÉR. — Employée contre la morsure des serpents, les fièvres intermittentes, les rhumatismes, la goutte, la rage, la syphilis et le choléra.

MODE D'EMPLOI, DOSES. — Suc frais, comme alexitère sur la plaie. — Extrait fluide, de 1 gramme à 3 grammes. — Infusé, 20 grammes pour 1,000. — Teinture de 1/6, de 2 à 4 grammes. — Teinture alcoolique et éthérée, pour l'usage externe.

Guazuma ulmifolia Desf. — DESC. — Plante de la famille des Malvacées, qui croît aux Antilles et à la Réunion.

PART. EMPL. — L'écorce.

PROP. THÉR. — Astringent mucilagineux, sous forme de sirop, dans les fièvres chaudes. Dépuratif dans les maladies cutanées, la rogne et autres affections du

cuir chevelu. Au Brésil, on s'en sert comme topique
pour les ulcères et les blessures.

Mode d'emploi. — Décoction, 30 grammes d'écorce,
que l'on fait bouillir une demi-heure dans un demi-
litre d'eau.

Gymnema silvestre R. Br. — Syn. — Merasingi.

Desc. — Plante de la famille des Asclépiadées,
qui croît dans l'Inde.

Comp. — On retire des feuilles, dans les proportions de 6 p. 100, l'*acide gymnémique*, allié à une base
encore non définie $C^{32}H^{55}O$.

Prop. thér. — L'écorce pulvérisée sert depuis
longtemps déjà, chez les indigènes, contre les morsures de vipères, et sa décoction est appliquée sur
les plaies sous la forme de cataplasmes.

Elle produit des effets analogues à ceux de l'ipéca.

Prop. thér. — Produit l'anesthésie des nerfs sen-
sitifs de la déglutition (ageustie) et sert pour faire absorber des médicaments amers ou nauséeux.

Hamamelis virginiana Lam. — Syn. — *Witch
Hazel.* Noisetier de Sorcière.

Desc. — Arbre de la famille des Saxifragacées-
Hamamelidées, qui croît aux États-Unis.

Part. empl. — Les feuilles, et l'écorce fraîches.

Comp. — Contient de l'*hamaméline*, produit résineux mélangé à un alcaloïde.

Prop. thér. — Tonique, astringent contre les hémorrhoïdes et les hémorrhagies. Action déconges-
tive, sédative, régularisant la circulation en agissant
sur le système vaso-moteur, dilatateur et constric-
teur ; ce qui explique son action hémostatique dans
les stases sanguines, dans les dilatations variqueuses
profondes ou superficielles.

Prop. tox. — Doit être donné avec prudence. Des.

troubles de la circulation ont été observés dans plusieurs cas où la dose de 20 gouttes par jour avait été dépassée.

MODE D'EMPLOI. DOSES. — Extrait fluide, préparé avec les feuilles ou l'écorce :

Hamamelis en poudre n° 40............, 100
Alcool à 94°................................ } āā q.s.
Eau distillée...............................

Mêlez une partie d'alcool avec 2 parties d'eau distillée, et préparez avec ce mélange l'extrait fluide, pour faire 100 gr. d'extrait fluide, dont on donnera de 4 à 8 gouttes, 3 fois par jour. — Décoction, 80 grammes pour 500 grammes, un verre par jour. — Extrait mou, 1 gramme pour 350 grammes d'eau, 10 gouttes toutes les deux heures. — Teinture de feuilles 1/5, pour usage interne, de 5 à 20 gouttes par jour. — Teinture d'écorces 1/20, pure ou coupée d'eau, pour usage externe en compresses.

Helianthus annuus L. — SYN. — Tournesol, Grand Soleil.

DESC. — Plante annuelle de la famille des Composées, qui croît communément dans toute l'Europe.

PART. EMP. — Les feuilles et la tige.

PROP. THÉR. — Les paysans russes connaissent de longue date ses propriétés fébrifuges, que Maninof a expérimentées avec un certain succès.

Le Dr Moncowo, de Rio de Janerio, a employé la teinture alcoolique à la dose journalière de 1 à 10 grammes dans une potion administrée en quatre ou cinq fois toutes les deux heures ; il a fini par lui préférer l'extrait alcoolique, à la dose de 1 à 6 grammes, également en potion. Le remède a été presque sans exception toléré par les enfants même les plus jeunes. Il a été employé sur 61 enfants, dont 23 garçons et 28 fillettes. Dans la majorité des cas, la guérison a été aussi prompte qu'avec la quinine, souvent dans des cas d'une gravité évidente.

Mode d'emploi. — Teinture 1/5 à la dose de 1 à 10 grammes.

Heliotropium indicum L. — Syn. — *Yerba de Cotona.*
Desc. — Plante de la famille des Borraginées, qui croît à Porto-Rico, dans l'Inde et en Cochinchine.

Prop. thér. — Le suc est employé pour résoudre les furoncles douloureux ou les anthrax.

Spécifique des aphtes et des ulcérations de la gorge et du pharynx. Le Dr Amadeo l'a employé dans la pharyngite et l'angine tonsillaire, et a obtenu un soulagement de la douleur et de la constriction.

Mode d'emploi. — A l'intérieur, infusions. — Gargarismes.

Hoang-nan. — Syn. — *Strychnos Gautheriana.*
Desc. — Plante de la famille des Solanacées, qui croît au Tonkin.

Comp. — Contient strychnine, brucine et igasurine.

Prop. phys. — Possède les propriétés physiologiques de la strychnine, ajoutées à celles de la curarine (exagération des mouvements réflexes, crampe, léger trismus).

Prop. thér. — Réputée comme écorce précieuse contre la rage, la lèpre et le venin des serpents.

M. le Dr Barthélemy, de Nantes, a essayé ce médicament et, sur un certain nombre de cas de rage, a obtenu la guérison : les premiers stades de la maladie suivaient leur cours, mais l'hydrophobie était évitée ainsi que la mort.

Mode d'emploi. Doses. — Poudre, à la dose de 75 centigrammes. — Extrait hydro-alcoolique, à la dose de 30 centigrammes, dans les vingt-quatre heures.

Hura crepitans L. — Syn. — Sablier.

Desc. — Plante de la famille des Euphorbiacées, qui croît dans les Antilles, l'Amérique tropicale et le Brésil, la Guyane, la Réunion, et l'Inde.

Prop. thér. — Poison énergique, employé comme émélo-cathartique, hydragogue et à l'extérieur comme rubéfiant. Le latex de la plante, mis au contact de l'œil, peut produire la cécité presque immédiate. L'extrait d'écorce est employé, au Brésil, contre la lèpre.

Hydrastine. — Prép. — On précipite par l'ammoniaque la solution d'hydrastine dans l'acide chlorhydrique étendu, on laisse sécher à l'air et on dissout le précipité dans la plus petite quantité de chloroforme chaud; après filtration sur le coton de verre, on étend d'un excès d'alcool froid et l'on agite pendant quelques minutes. L'hydrastine, séparée sous forme d'un précipité cristallin, est lavée à l'alcool froid, séchée, reprise par le chloroforme et traitée comme la première fois; enfin on la fait recristalliser dans l'alcool bouillant (Eberhart).

Prop. phys. — Voy. *Hydrastis canadensis* (p. 147).

Dose. — De 10 à 30 centigrammes par jour.

Hydrastinine. — Syn. — Oxyhydrastine $C^{11}H^{11}AzO^3$.

Prép. — Will obtient ce corps en chauffant légèrement l'hydrastine avec de l'acide azotique dilué et en précipitant le produit par un alcali.

Prop. phys. — Le Dr Kisseleff a étudié l'action de l'hydrastinine sur l'excitabilité de l'écorce cérébrale normale; il a entrepris des recherches sur des chiens et des cobayes. Voici les résultats obtenus :

1° L'excitabilité de l'écorce cérébrale s'abaisse parallèlement à l'augmentation des doses administrées;

mais tout de même elle ne tombe pas à zéro, même avec les doses mortelles d'hydrastinine;

2° L'hydrastinine possède une action cumulative et provoque une hypo-excitabilité permanente;

3° L'excitabilité de la substance blanche, tout en étant diminuée, ne l'est pas d'une manière si accusée que celle de la substance grise;

4° Elle influence favorablement les accès épileptiques des cobayes;

5° Elle agit de même sur l'épilepsie toxique (par la noix vomique ou la strychnine).

6° Elle diminue l'excitabilité de l'écorce cérébrale en cas d'hyperhémie intense provoquée artificiellement.

Prop. thér. — Le Dr Hausemann recommande l'hydrastinine dans tous les cas d'hémorrhagie pulmonaire où l'atropine est contre-indiquée, comme par exemple dans les neuroses, où son administration est parfois suivie de l'éclosion des convulsions. Il prescrit le chlorhydrate d'hydrastinine, pendant toute la durée de l'hémorrhagie, en cachets de 0^{gr},025, à raison de 3 à 4 par jour; on continuera le médicament 8 à 14 jours après la cessation des hémorrhagies, à la dose de 1 cachet de 0^{gr},025 par jour.

Le Dr Kisseleff a obtenu de bons résultats dans quelques cas polycliniques d'épilepsie traités par l'hydrastinine, à la dose de 1 à 5 centigrammes par jour. Mais le petit nombre des cas observés ne permet pas encore de tirer des conclusions fermes. Il y a là une simple indication pour la thérapeutique.

Le Dr S. Gottschalk s'est servi avec succès du chlorhydrate d'hydrastinine pour le traitement de métrorrhagies de diverses natures. On peut employer l'hydrastinine en injections intra-musculaires profondes (dans la région fessière), ou prise par la bouche (dose maxima : 0^{gr},05, 3 fois par jour). On ne dépassera pas cette dose sous peine de provoquer des troubles digestifs.

Des observations de l'auteur il résulte que le chlorhydrate d'hydrastinine est indiqué : 1° dans les métrorrhagies suites de congestions utérines (ménorrhagies très profuses chez les vierges sans lésions concomitantes); 2° dans les endométrites avec métrorrhagie consécutive; 3° contre les ménorrhagies profuses près grattage de la muqueuse utérine (on donnera l'hydrastinine quelques jours avant et pendant toute la durée des règles); 4° dans les métrorrhagies provoquées par la rétroflexion de l'utérus; 5° contre les métrorrhagies secondaires, c'est-à-dire dépendantes des lésions des annexes et de leur voisinage (pyosalpyngite, oophorite, tumeurs de l'ovaire, exsudats), et enfin, 6° dans les métrorrhagies après la ménopause.

Prop. thér. — Employée contre la métrorrhagie, la métrite, la pyosalpingite, le myôme et l'endométrite.

Mode d'emploi. Doses. — En injections sous-cutanées :

> Chlorhydrate d'hydrastinine......... 1 gramme.
> Eau.............................. 10   —

De 1/2 à 1 seringue Pravaz.

Hydrastis canadensis L. — Syn. — Racine jaune, Racine orange.

Desc. — Plante de la famille des Renonculacées, qui croît dans l'Amérique du Nord.

Prop. phys. — A la suite de l'administration de l'*Hydrastis canadensis* ou de son alcaloïde l'*hydrastine*, les battements du cœur sont ralentis; après de fortes doses, survient parfois de l'arythmie; le ralentissement qui suit une dose moyenne cesse, si les nerfs vagues sont coupés ; il n'en est pas de même de l'arythmie et du ralentissement, qui succèdent à des doses fortes.

Prop. thér. — A une action manifeste sur les troubles fonctionnels de l'appareil utéro-ovarien et sur les anomalies de la menstruation. — On l'emploie comme tonique et antipériodique, véritable succédané du quinquina dans les fièvres intermittentes. Il est laxatif, cholagogue, et est employé contre les affections chroniques des muqueuses et les hémorrhoïdes. Il est altérant et antiseptique.

Le Dr Palmer, ayant remarqué l'action favorable de l'application locale de l'extrait d'hydrastis sur l'inflammation des muqueuses, a prescrit des inhalations du même extrait dans des cas de bronchite simple et aussi dans la phtisie. Les résultats sont satisfaisants. Dans le premier mois, les sueurs nocturnes disparaissent, la toux et l'expectoration diminuent notablement, l'appétit se relève, la digestion s'accomplit avec plus d'énergie, les forces des malades s'accroissent. L'hydrastis est applicable à toutes les périodes de la phtisie.

Le Dr Fedarow recommande l'hydrastis canadensis comme remède contre les vomissements de la grossesse. — Dans quatre cas successifs de vomissements dits incoercibles de la grossesse, le docteur P. Fedarow (de Kharkow) a obtenu un succès rapide et complet par l'administration de l'extrait fluide d'hydrastis canadensis à la dose de 20 gouttes répétée quatre fois par jour. Le médicament agirait en abaissant la pression sanguine, en décongestionnant l'utérus et en calmant l'hyperexcitabilité des centres vaso-moteurs du tube gastro-intestinal.

Mode d'emploi. Doses. — Le rhizome et les radicelles servent à la préparation d'un extrait fluide et d'une teinture.

Hydrastis en poudre n° 60..................... 100
Alcool à 94°................................. q. s.
Eau distillée............................... q. s.

Pour faire 100 gr. d'extrait fluide, à la dose de 1 à 4 grammes, 2 à 3 fois par jour. — Racines pulvérisées, 2 à 8 grammes.

Teinture d'hydrastis canadensis.............. 15
    —   de viburnum prunifolium 15

Dix gouttes toutes les 2 heures contre la dysménorrhée (Dr Huchard).

Le Dr Palmer se sert ordinairement de la solution suivante pour les inhalations :

Extrait fluide d'hydrastis canadensis... 1 partie.
Solution saturée de chlorure de sodium. 3 —

Hymenæa Courbaril L. — Syn. — Caroubier de l'Inde. Copalier.

Desc. — Plante de la famille des Légumineuses, qui croît dans l'Inde, Guyane, Cochinchine, Antille.

Prop. thér. — L'écorce, à l'état d'extrait fluide, est un bon sédatif artériel et un astringent, dans les cas d'hémoptysie, d'hématurie, de crachement de sang, de diarrhée et de dysenterie.

Mode d'emploi. Doses. — Extrait fluide, de 10 à 20 gouttes.

Hymenodictyon excelsum Wall. — Desc. — Plante de la famille des Rubiacées, tribu des Cinchonées, qui croît dans l'Inde.

Comp. — Elle contient, d'après Waylor, de l'hymenodictine, de l'æsculine, de l'æsculétine.

Part. empl. — L'écorce.

Prop. thér. — Elle est astringente et amère. Ce serait un tonique et un fébrifuge.

Hypnal. — SYN. — Chloral-antipyrine, Trichloracétyl-diméthylphénylpyrazolone.

DESC. — M. Reuter a fait connaître la combinaison de 1 molécule d'antipyrine et 1 molécule de chloral anhydre ; ce corps ne donne pas la réaction rouge avec le perchlorure de fer. MM. Béhal et Choay ont obtenu les combinaisons de 1 molécule d'antipyrine pour 1 molécule de chloral hydraté et de 1 molécule d'antipyrine pour 2 molécules de chloral hydraté. Ces deux corps donnent la coloration rouge par le perchlorure de fer.

PRÉP. — On obtient ce corps en mélangeant le chloral hydraté et l'antipyrine ; on obtient une huile, qui ne tarde pas à se prendre en cristaux, qu'on essore et qu'on purifie par des cristallisations dans l'eau.

PROP. THÉR. — Le composé de Reuter est inactif thérapeutiquement, tandis que ceux de MM. Béhal et Choay ont de l'action. On devra donc au préalable faire l'essai au perchlorure de fer. M. le Dr Bardet préconise l'hypnal contre l'insomnie due à la douleur et à la toux. On peut l'administrer facilement à des enfants, car il n'a pas de goût.

DOSE. — 1 gramme.

Hypnone. — SYN. — Acétophénone, Phénylméthyl-acétone. Formule, d'après Wurtz, $C^6H^5 — CO — CH^3$.

DESC. — Liquide incolore, mobile, très réfringent, bouillant à 198°. Il appartient à la série aromatique. Il est volatil et son odeur, très tenace et très persistante, rappelle à la fois celle de l'essence d'amandes amères et celle de l'eau de laurier-cerise. N'est pas directement inflammable, mais active la combustion des corps qui en sont imprégnés. Vers +4 ou 5 degrés, il devient solide et se prend en masse sous forme de cristaux enchevêtrés. Très soluble dans l'alcool, l'éther et particulièrement l'huile d'amandes douces, ce qui a donné l'idée de le mettre en capsules, après l'avoir dissous dans ce véhicule.

PRÉP. — Obtenu par Friedel en faisant réagir le chlorure de benzoyle sur le zinc méthyle ou en distillant un mélange de benzoate et d'acétate de calcium.

PROP. PHYS. — Chez les cobayes, en injection sous-cutanée, à l'état pur, et à la dose de 50 centigrammes à 1 gramme, il amène une somnolence à forme comateuse, suivie de la mort de l'animal, cinq à six heures après l'injection (Dujardin-Beaumetz).

PROP. THÉR. — Le Dr Dujardin-Beaumetz a, le premier, constaté ses propriétés hypnotiques, qui avaient échappé à Popoff et Nencki.

MODE D'EMPLOI. DOSES. — La dose varie de 4 à 16 gouttes, soit de 10 centigrammes à 40 centigrammes, et cette dose provoque toujours de quatre à six heures d'un sommeil réparateur.

Dans ses premiers essais, le Dr Dujardin-Beaumetz a d'abord administré l'hypnone étendue d'alcool, d'éther ou de glycérine dans des capsules Lehuby.

Étant données les petites doses auxquelles doit s'administrer ce médicament et la précision nécessaire à son dosage, Limousin préfère l'emploi des capsules gélatineuses, ainsi formulées :

Hypnone.......................	4 gouttes ou 10 centigr.
Huile d'amandes douces..........	Q. S. pour une capsule.

On évite ainsi l'ingestion d'une certaine quantité d'alcool à 90° ou d'éther proportionnellement élevée, si on considère que l'hypnone s'administre à la dose de quelques gouttes seulement.

L'huile d'amandes douces possède la propriété d'atténuer dans une forte mesure l'odeur pénétrante de l'hypnone.

Hypnone...................... VIII gouttes.
Glycérine...................... 2 grammes.
Looch blanc.................. 40   —

à prendre en une fois (Dr Constantin Paul).

Hyposulfite de mercure et de potasse. — 3 Hg
$(S^2 O^2)^2 + 5 K^2 S^2 O^3$.

DESC. — Cristaux incolores facilement solubles dans
l'eau. Contenance en mercure, 31.4 pour 100. Ce produit ne donne pas de précipité dans les solutions
albumineuses.

PROP. THÉR. — D'après le Dr Dreser, ce sel double
possède la propriété remarquable d'être décomposé
par l'électrolyse, de telle manière que son mercure
va à l'anode, car, dans cette préparation, la molécule
de mercure n'est pas à l'état métallique, mais sous
forme d'un acide mercurique.

Les injections hypodermiques ne sont, d'après
Dreser et Camerer, pas plus douloureuses que les
injections ordinaires de morphine ; elles ne produisent aucune irritation, ni aucune action caustique
locale, et elles peuvent se doser exactement. 1 gramme
de chlorure de mercure correspond à 2 gr. 32 d'hyposulfite de mercure et de potassium ; on ordonnera
donc la préparation de la manière suivante :

Hyposulfite de mercure et de potassium.... 0^{gr},25
Eau distillée...................... 10 ,00

De une demie à une seringue correspond de
0 gr. 005 à 0 gr. 01 de sublimé en injection hypodermique.

Ichthyol. — DESC. — Ce sel a l'apparence du
goudron ; il possède une réaction faiblement alcaline et la consistance de la vaseline. Il est soluble dans
l'eau, ainsi que dans un mélange d'alcool et d'éther ;
il est miscible en toutes proportions aux graisses et aux

huiles. On prépare également un sel ammoniacal.

Prép. — La matière qui sert à le préparer est le produit de la distillation de roches bitumineuses du Tyrol, dans lesquelles on trouve des poissons fossiles. On traite cette matière, qui renferme déjà du soufre, par l'acide sulfurique concentré, et on neutralise ensuite avec le carbonate de soude.

Comp. — D'après les analyses de Baumann et Schotten, le sel de soude desséché sur l'acide sulfurique possède la composition centésimale suivante :

$$
\begin{aligned}
&\text{Carbone} \dots \dots \dots \dots \dots \dots \dots \dots \dots \dots \quad 55,03 \\
&\text{Hydrogène} \dots \dots \dots \dots \dots \dots \dots \dots \dots \quad 6,06 \\
&\text{Soufre} \dots \dots \dots \dots \dots \dots \dots \dots \dots \dots \quad 15,27 \\
&\text{Sodium} \dots \dots \dots \dots \dots \dots \dots \dots \dots \dots \quad 7,78 \\
&\text{Oxygène} \dots \dots \dots \dots \dots \dots \dots \dots \dots \quad 15,83
\end{aligned}
$$

Sa formule brute serait donc $C^{56}H^{36}S^{6}Na^{4}O^{12}$. C'est le sel d'un composé sulfoné, analogue, par exemple, aux acides benzinosulfuriques. Le soufre qu'il renferme en fortes proportions vient en partie du produit primitif et en partie de l'acide sulfurique. La sulfonisation rend l'huile sulfurée soluble dans l'eau, ce qui fait de l'ichthyol un composé très différent des combinaisons organiques sulfurées utilisées jusqu'à présent.

Prop. thér. — Introduit dans la thérapeutique par Unna, l'ichthyol est très utilisé en Allemagne.

Unna l'a employé contre les maladies de peau, les rhumatismes et le psoriasis. Mais c'est surtout comme anti-eczémateux qu'il est recommandé. Il offre l'avantage de ne pas occasionner de dermatite, qui serait inévitable si on faisait usage d'une pommade renfermant 10 p. 100 de soufre.

Zugler le considère comme un médicament d'épargne, réussissant dans les cas de catarrhe de la vessie, d'écoulements chroniques, de néphrite et de diabète.

Le Dr Félix, de Bruxelles, vante les bons effets du traitement de l'anthrax par la médication suivante : Il applique, trois fois par jour, sur la tumeur une couche épaisse de cette pommade :

Ichthyol........................... 3 grammes.
Cérat camphré..................... 15   —

Le D^r Kœster s'est servi avec succès d'injections de solution aqueuse de sulfo-ichthyolate d'ammonium à 1 p. 100 dans trois cas de blennorrhagie urétrale chez l'homme, ainsi que dans un cas de cystite blennorrhagique chez la femme. Dès le deuxième jour, la douleur à la miction disparut et la guérison définitive fut obtenue au bout de huit à vingt jours.

D'après le Dr Freund, chez la femme, la cystite blennorrhagique fut combattue et guérie par des injections intravésicales.

Les Drs Rietmann et Schonauer disent que ce traitement est indiqué dans les affections inflammatoires des organes génitaux des femmes : la métrite, la péri-paramétrite, l'ovarite, la salpingite ; l'effet calmant et les propriétés résolutives des préparations d'ichthyol sont remarquables. Des exsudats considérables de pelvi-péritonite ne laissent, après dix à quatorze jours de traitement, que de petits noyaux que le massage et les bains font totalement disparaître. La durée du traitement est de dix à dix-huit jours.

Mode d'emploi. — A l'extérieur en pommade, mélangé à de la vaseline ou à de la lanoline. — Solution aqueuse, solution éthéro-alcoolique à la dose de 0,5 à 1 p. 100 (écorchures chez les enfants) jusqu'à 50 p. 100. — Usage interne, on emploie les sels de soude ou d'ammoniaque, qui sont des produits plus purs que l'ichthyol. — Pilules de 10 centigrammes (1 à 4 pilules, 3 fois par jour). — Capsules. — Solution aqueuse.

Ichthyol	5 à 30 grammes.
Alcool à 90°	50 —
Éther	50 —

en frictions, d'après la formule du Dr Brocq.

Iodophénine. — Syn. — Phénacétine,iodée.

Prép. — Combinaison de deux molécules de phénacétine avec trois molécules d'iode renfermant 51,5 % d'iode.

Desc. — Poudre rouge brun, cristalline, presque insoluble dans l'eau, soluble dans l'acide acétique concentré, peu soluble dans le benzol et le chloroforme.

Prop. thér. — Ce nouveau produit paraît doué de propriétés antiseptiques très développées ; il a été employé dans le traitement des plaies et des ulcères de mauvaise nature sous forme de poudre ou d'émulsion glycérinée étendue sur de l'ouate.

Injections d'huile. — 1° *Huile créosotée.* — M. Gimbert, de Cannes, et M. Burlureaux, professeur agrégé au Val-de-Grâce, ont employé avec les plus grands succès des injections d'huile d'olive stérilisée contenant 10 p. 100 de créosote pure du hêtre.

La quantité injectée est de 10 grammes d'huile créosotée, soit d'un coup à l'aide d'appareils spéciaux exerçant de la pression sur la surface du liquide pour pouvoir injecter la quantité prescrite, ou en plusieurs fois à l'aide d'une seringue Pravaz à obturation à moelle de sureau. La créosote servant à ces injections doit être absolument pure et rectifiée.

2° *Huile au gaïacol iodoformé.* — M. le professeur Picot, de Bordeaux, traite la tuberculose et la pleurésie tuberculeuse par les injections, dans la fosse sus-épineuse, d'une solution de gaïacol et d'iodoforme dans l'huile d'olive stérilisée ; ces injections ne sont ni douloureuses, ni irritantes, ne provoquent pas de fièvre, ne troublent pas les fonctions digestives et sont absolument inoffensives.

Les résultats obtenus sont des meilleurs. Après une dizaine d'injections, les malades ne toussent plus, reprennent l'appétit, et les forces augmentent. Les signes des lésions tuberculeuses disparaissent. L'auteur dit avoir obtenu la disparition des signes de cavernes et des râles caverneux.

Ces injections seraient très efficaces dans la pleurésie tuberculeuse, et M. Picot cite des observations d'épanchement considérable dans la plèvre, guéri par ce traitement.

3° *Huile d'amandes à l'eucalyptol et gaïacol iodoformée*. — En même temps, M. Pignol se servait pour combattre la tuberculose d'injections ainsi préparées : Huile d'amandes douces stérilisée contenant par centimètre cube 14 centigrammes d'eucalyptol, 5 centigrammes de gaïacol et 1 centigramme d'iodoforme.

Ces injections ont eu pour effet de relever l'appétit, de faire cesser la toux ainsi que l'expectoration ; le poids des malades augmente.

4° *Huile de pied de bœuf stérilisée créosotée*. — M. le Dr Perron propose l'emploi d'une huile animale plus absorbable, l'huile de pied de bœuf pure et stérilisée.

Il injecte dans la région iliaque externe et sus-trochantérienne un mélange au vingtième de créosote pure. Il n'y aurait pas les inconvénients de causticité de la créosote.

5° *Huile d'amandes douces au gaïacol*. — M. le Dr Bourget emploie une émulsion de gaïacol avec l'huile d'amandes douces en injection rectale et même en frictions énergiques sur la peau.

Selon cet expérimentateur le gaïacol agirait ainsi plus vite sur la toux et l'expectoration.

6° *Huile aristolée.* — M. le Dr Nadaud emploie contre la tuberculose les injections d'huile à base d'aristol.

La formule qu'il emploie est la suivante :

Huile d'amandes douces stérilisée..... 100 c. c.
Aristol............................... 1 cent.

Il injecte d'abord 1 c. c. et au bout de quelques jours 3 c.c.

Il a constaté une amélioration notable.

7° *Huile camphrée.* — M. le Dr Huchard en France et Alexander en Belgique ont eu l'idée d'employer l'huile d'olive camphrée en injections hypodermiques pour le traitement de la tuberculose.

M. Huchard injecte 2 fois par jour 1 seringue pleine d'huile obtenue en dissolvant 25 grammes de camphre dans 100 gr. d'huile d'olive pure stérilisée, en ayant soin de l'injecter profondément dans l'hypoderme. Cette médication, qui n'est pas antibacillaire, amène une amélioration très sensible. Il est bon tous les quatre jours de faire un repos de deux jours, et finalement au bout d'un mois ne faire qu'une injection par semaine.

8° *Huile de gaïacol camphré.* — M. le Dr Huchard emploie dans la phtisie pulmonaire, les injections sous-cutanées de gaiacol camphré d'après cette formule :

Huile d'olives stérilisée............ 100 grammes.
Camphre............................ 20   —
Gaïacol............................ 2   —

Le Dr Huchard injecte 1 cent. cube de cette solution 2 fois par jour.

Iodéthylformine. $C^3H^6Az^2$, C^2H^5I. — PRÉP. — Obtenue en faisant agir l'iodure d'éthyle sur une solution alcoolique étendue de formine (Trillat).

Desc. — Longues aiguilles incolores. Cet iodure est soluble à l'infini dans l'eau, la solution a à peine de saveur. Il est peu soluble dans l'alcool, insoluble dans l'éther et le chloroforme. Le carbonate de soude dégage du formol, et il se fait de l'iodure de sodium et un peu de carbonate d'ammoniaque. Avec les acides concentrés, il y a dégagement de vapeurs de formol. Cette réaction doit se faire dans l'économie, et, en plus, il doit se dégager un peu d'alcool.

Prop. phys. — L'iodéthylformine a été ingérée à des animaux (lapins, chiens) à la dose de $0^g,50$ à 1 gramme par kilogramme, sans provoquer d'accidents. A la dose de 2 grammes par jour, elle a pu être administrée impunément à des lapins, pendant plus d'une semaine, sans provoquer de troubles visibles.

L'élimination se fait par l'urine à l'état d'iodure alcalin.

Prop. thér. — Le Dr Bardet a entrepris une série d'expériences pour remplacer les iodures alcalins par l'iodéthylformine, et pensé éviter, par ce produit les accidents d'iodisme déterminés par l'iodure de potassium en particulier.

Iodoformine. $C^3H^6Az^2I^2$. — Prép. — L'iodoformine, ou dérivé iodé de la méthylène-diamine-méthane, se prépare de la façon suivante (Trillat) :

Si l'on traite le formol par l'ammoniaque, on obtient une base très intéressante, la méthylène-diamine-méthane ou plus simplement formine, qui jouit de la propriété de fournir par substitution des corps très mobiles et de fixer ainsi soit de l'iode ou du brome libres, soit des éthers iodés et bromés.

On traite une solution de formine par une dissolution alcoolique d'iode ou aqueuse iodo-iodurée, il se forme un précipité brun jaunâtre cristallisé qu'on recueille.

Desc. — Poudre cristalline à reflets rougeâtres, qui contient 80 pour 100 d'iode. Chauffée à 100 degrés, elle se décompose brusquement en donnant des vapeurs d'iode. Elle est insoluble dans l'eau, dans l'alcool froid, dans l'éther, dans le chloroforme et la benzine. L'acétone la dissout bien, l'alcool bouillant en dissout un peu. Traitée par l'eau bouillante, elle se décompose en iode et en formol. Les alcalis faibles, à la température de 40 degrés, régénèrent lentement les deux composantes.

Prop. thér. — D'après la composition et les réactions, il était à supposer que l'iodoformine représentait un succédané plus riche en antiseptiques que l'aristol et l'iodoforme. C'est ce que l'expérience a démontré ; d'après les essais du Dr Bardet et ceux encore inédits de M. Reynier, on peut conclure que l'iodoformine employée en nature sur des chancres, des ulcérations et des plaies de mauvaise nature, produit une action antiseptique remarquable ; elle jouit surtout de la propriété d'exciter la vitalité des tissus. Ces faits concordent d'ailleurs avec les faits rapportés au congrès de Rome, par des confrères allemands qui ont montré que le formol exerce sur les tissus une sorte de dissociation. Il n'y a donc pas de doute, pour le Dr Bardet, que l'iodoformine, mettant en liberté du formol, il se produit à la surface une action stimulante énergique qui hâte la cicatrisation.

Iodol. — Syn. — Tétra-iodure de pyrrol. Formule C^8HI^4Az.

Desc. — Poudre amorphe, brune, inodore ; renferme 80 p. 100 d'iode ; se décompose à 140 ou 150°.

Prép. — On l'obtient en faisant dissoudre le pyrrol, qui provient de l'huile animale de Dippel, en recueillant ce qui passe vers 130°, dans de l'eau alcaline, et on ajoute une solution d'iode dans de l'iodure de potassium ; il se forme un précipité, qu'on lave à l'alcool.

PROP. BACT. — Antiseptique puissant.

PROP. THÉR. — Anesthésique local.

MODE D'EMPLOI. DOSES. — A l'intérieur, 10 centigrammes par jour. — A l'extérieur, poudre comme topique. — Solution dans l'alcool, l'éther ou les huiles.

Iodure de rubidium. — PRÉP. — On mélange une solution d'iodure de baryum à une solution de sulfate de rubidium, on filtre et on évapore la liqueur filtrée à siccité.

DESC. — Se présente sous forme de cristaux blancs, inodores, d'une saveur moins âcre que l'iodure de potassium, plus solubles dans l'eau que ce dernier.

PROP. THÉR. — Le Dr Vogt dit que l'iodure de rubidium présente de grands avantages : le goût en est peu accentué, et les malades l'acceptent bien plus facilement que les iodures ordinaires. Il a traité un malade atteint d'artério-sclérose, celui-ci ne supporte que ce seul iodure, et arrive à en prendre pendant quinze jours de suite sans inconvénients. Un autre malade de sa clientèle n'a vu apparaître les premiers symptômes de pharyngite et quelques pustules d'acné, qu'au bout de six jours de traitement, tandis qu'en prenant de l'iodure de potassium, les effets ci-dessus mentionnés se manifestaient déjà au deuxième jour de traitement. Une autre malade, atteinte de céphalée spécifique récidivante, n'a jamais pu prendre d'iodures alcalins, même en suppositoires, sans se plaindre, dès le second jour, de nausées, de faiblesse et de pharyngite intense. Ces phénomènes ne se sont montrés, avec l'iodure de rubidium, qu'au bout de cinq jours de traitement, et cela d'une façon fort atténuée. Il ont ainsi la satisfaction de pouvoir juguler la céphalée en quatre jours, et ne fut, en conséquence, obligé de suspendre la médication qu'après avoir obtenu l'effet désiré. Pareil résultat n'a jamais pu être atteint avec les iodures alcalins, quels que soient les artifices de thérapeutique auxquels le Dr Vogt ait eu recours. Il a dû s'adresser en fin de compte aux analgésiques, qui ne produisaient, cela va sans dire, aucun effet sur la cause même des céphalées. Les crises, dans ces conditions, duraient une quinzaine de jours environ, et reparaissent tous les deux mois.

Ses essais avec l'iodure de rubidium sont récents, il ne peut donc savoir si la syphilis elle-même se modifiera par la suite, mais il a l'intention, à l'approche du moment supposé de la prochaine crise, de reprendre l'iodure de rubidium pour chercher à s'opposer au retour de la céphalée.

M. E. Erdmann, de Halle, préconise comme succédané de l'iodure de potassium, l'iodure de rubidium. L'iodure de rubidium ne produit pas les effets secondaires de l'iodure de potassium, effets attribuables à ce métal. Il est bien supporté par l'estomac, même quand on en fait un usage prolongé ; il ne trouble pas l'appétit. Son emploi est indiqué surtout chez les personnes qui ont une tendance à l'asthénie cardiaque. Les phénomènes d'iodisme et l'acné iodique sont moins à craindre qu'avec l'iodure de potassium.

Contre la syphilis, Leistikoff a proposé de remplacer dans certains cas l'iodure de potassium par l'iodure de rubidium. Il pense que ce sel se supporte mieux que l'iodure de potassium, qu'il détermine moins fréquemment que lui les accidents d'iodisme. Son goût serait également moins désagréable.

Doses. — Il s'emploie aux mêmes doses que l'iodure de potassium.

Jacaranda Caroba. — Syn. — Caroba, *Jacaranda procera, Jacarunda tomentosa* Ldl. ou *lanifoliata, Cybistax antisyphilitica.*

Desc. — Plante de la famille des Bignoniacées, originaire du Brésil et de la Guyane.

Comp. — On y a trouvé de la *carobine*, alcaloïde cristallisé, et de la *carobone*, résine balsamique.

Prop. thér. — Ce médicament est vanté comme antisyphilitique. On peut lui adjoindre les iodiques. On l'emploie aussi dans la blennorrhagie chronique et dans diverses affections vénériennes, cutanées et rhumatismales : chancres, bubons, ulcères, impétigo, psoriasis, douleurs dans les articulations, maux de tête nerveux, catarrhe chronique de l'urètre, douleurs ostéocopes, névralgies chroniques.

Mode d'emploi. — Infusion : 125 grammes de feuilles par litre, à la dose d'une cuillerée à café, trois fois par jour. — Extrait fluide, de 1 à 4 grammes, 3 fois par jour.

Kaya senegalensis Suss. — Syn. — Cailcedra, *Swietenia senegalensis* Desr., Quinquina du Sénégal.

Desc. — Arbre de la famille des Méliacées.

Part. empl. — L'écorce.

Comp. — Contient un alcaloïde, la *cailcédrine* (Caventou).

Prop. thér. — Fébrifuge et tonique, comme le quinquina.

Mode d'emploi. — Teinture à 1/5, 4 grammes par jour.

Kelène. Voy. *Chlorure d'éthyle.*

Kératine. — Desc. — A l'état sec, elle est hygroscopique, elle se gonfle à froid et se dissout à chaud dans l'acide acétique concentré.

Prép. — Substance albuminoïde, obtenue en traitant la corne successivement par l'éther, l'alcool, l'eau, les acides dilués.

Prop. thér. — On s'en sert pour enrober les pilules qui ne doivent être dissoutes que dans l'intestin grêle, la kératine étant dissoute par la bile alcaline. On a avantage à administrer ainsi les pilules qui peuvent irriter la muqueuse stomacale, celles qui peuvent nuire à la digestion en précipitant la pepsine et les peptones, les pilules contenant des substances rendues inachevées par le suc gastrique, enfin celles qui ne doivent agir que sur l'intestin grêle.

Kola. — Syn. — *Sterculia acuminata* Pal. Beauv.

Desc. — Arbre de la famille des Malvacées, qui croit dans l'Afrique centrale, Gabon, Cote d'Or, acclimaté aux Antilles.

Part. empl. — La graine, ou *noix de kola.*

Comp. chim. — Sous le nom de *kolanine*, Knebel désigne le glucoside contenu dans la noix de kola et qui se dédouble facilement en rouge de kola, glucose et caféine; il suppose que ce dédoublement a déjà lieu en partie dans la noix de kola. Traitée par le chloroacétyle, la kolanine donne naissance à un dérivé acétylé du rouge de kola dont l'analyse assigne au rouge de kola la formule : $C^{14}H^{13}(OH)^5$.

Cette substance est peu stable et, vu ses rapports avec le tannin, il est probable que c'est dans elle qu'il faut voir la source du tannin de la noix de kola. On sait que, d'après les relations des voyageurs africains, la saveur de la noix de kola fraîche, amère d'abord, devient ensuite sucrée; cet arrière-goût sucré est sans doute dû à la décomposition partielle de la kolanine par la salive.

Prop. thér. — C'est un aliment d'épargne, comme le café et le thé, employé par les nègres d'Afrique, comme masticatoire tonique, de même que la coca par les Indiens du Pérou.

Étudiée au point de vue thérapeutique par MM. Dujardin-Beaumetz, Huchard et Monnet. Elle agit sur le cœur comme tonique puissant, elle régularise le pouls, mais c'est un faible diurétique. Elle est aussi un anti-diarrhéique, et un puissant stimulant nerveux, usité dans les fatigues et l'indigestion.

Le chirurgien C.-U. Hamilton a remarqué qu'en mâchant $1^{gr},50$ à 3 grammes de graines de kola on obtenait souvent la cessation du mal de mer au bout de quarante minutes environ. La dépression et le vertige disparaissent ; le cœur reprend ses mouvements réguliers et normaux. Cependant cette action semble appartenir seulement aux semences récentes.

MODE D'EMPLOI. DOSES. — Sirop. — Infusion théiforme. — Vin, de 60 à 100 grammes par jour. — Élixir, 4 cuillerées par jour. — Poudre, de 50 à $1^{gr},50$. — Extrait fluide, de 10 à 30 gouttes. — Extrait mou, de 15 à 50 centigrammes. — Teinture à 1/5, 10 grammes.

Lactique (Acide). — PROP. THÉR. — Agent destructif des tissus pathogéniques, il détruit les granulations fongueuses et les transforme en une bouillie noirâtre. Cette observation suggéra à Mosetig l'idée d'étudier son action sur les néoplasies et sur le lupus vulgaire. Des applications répétées amenèrent la guérison et la cicatrisation complète ; tout le tissu pathologique avec ses vaisseaux était détruit, mais les îlots de tissu sain restaient intacts.

MODE D'EMPLOI. — Liquide et concentré, il est appliqué sous forme de badigeonnages fréquents. Pour empêcher son action sur les parties voisines, il faut recouvrir le pourtour de la plaie d'un emplâtre agglutinatif ou bien l'enduire de graisse.

Employé en potion contre la diarrhée verte microbienne des enfants, en administrant dans la journée, par cuillerées à café, 2 grammes d'acide lactique dans 100 grammes d'eau distillée.

Doses. — Usage interne : de 15 à 20 gouttes dans une cuillerée d'eau.

Lactol. — Syn. — Lacto-naphtol.

Prép. — Ce corps, préparé par M. Coez, préparateur de chimie à la Faculté de médecine, est analogue au benzo-naphtol ; c'est l'ether lactique du naphtol.

Prop. thér. — Il se décompose dans les organes digestifs en acide lactique et naphtol et peut trouver son emploi dans la thérapeutique. Le lactol est insipide. M. Coez en a absorbé un gramme pendant plusieurs jours de suite, sans en éprouver le moindre inconvénient.

Mode d'emploi. Doses. — On l'emploie à la dose de 0,25 ou 0,50 centigr., en cachets ou en suspension dans un liquide sucré.

Lactophénine. — Syn. — Lactyléphénétidine.

Desc. — C'est une poudre blanche, insipide et soluble dans 330 parties d'eau.

Prép. — La lactophénine diffère de la phénacétine par la substitution de l'acide lactique à l'acide acétique.

Prop. phys. — L'action de ce médicament est double : à faible dose, il est analgésique et a donné de bons résultats dans le traitement des névralgies ; à forte dose, il est, de plus, hypnotique.

L'avantage de la lactophénine est d'être bien tolérée par les malades qui ne supportent pas l'antipyrine. Chez quelques sujets, un peu de sueur, quelques étourdissements se sont produits après son administration.

La lactophénine a été bien supportée et n'a jamais causé de collapsus ou de cyanoses. Elle a produit un abaissement considérable et persistant de la température fébrile.

Cet effet antithermique, ne survenant et ne se dissipant que graduellement, ne s'accompagne pas de transpiration abondante et n'est pas non plus suivi de frissons.

Dans les cas traités par la lactophénine l'urine présente la réaction du para-amidophénol.

Prop. thér. — En France, le Dr Landowsky a employé le lectophenine dans le service du Dr Proust, et ces expériences ont montré que la lactophénine possède, outre des propriétés antinévralgiques analogues à celles de l'antipyrine, une action hypnotique réelle.

Cette substance a été administrée, en Allemagne, dans le rhumatisme articulaire, l'influenza, la scarlatine, la septicémie et quelques autres maladies infectieuses.

Von Jaksch, de Prague, a obtenu d'excellents résultats, dans dix-huit cas de fièvre typhoïde, en prescrivant des cachets de 50 centigrammes à 1 gramme.

C'est donc un bon antithermique, mais von Jaksch le recommande surtout comme calmant dans les fièvres typhoïdes. Il a vu, en effet, qu'aucun autre agent thérapeutique n'exerce, chez les typhiques, une action sédative aussi puissante.

Elle a été encore administrée dans 33 cas de maladies diverses comme la polyarthritis, l'influenza, la scarlatine et la sepsis. Là aussi il ne s'est produit sur plus de mille observations particulières aucun effet accessoire nuisible et même désagréable au malade.

Mode d'emploi. Dose. — La dose thérapeutique ordinaire est de $0^{gr},60$, répétée trois fois dans les vingt-quatre heures ; la dose maxima de 1 gramme, répétée également trois fois, qu'on administre en cachets.

Lanoline. — Syn, Lanaïne.

Desc. — Chimiquement, c'est un éther cholestérique, provenant des substances kératinisées.

Prép. — On l'extrait du suint de mouton, qui en contient beaucoup, par saponification. On la retrouve en forte proportion dans le sabot du cheval et dans la peau de l'aï ou paresseux.

Prop. thér. — Cette substance a reçu une application thérapeutique nouvelle, par suite de la propriété qu'elle a d'absorber l'eau et de l'assimilation très grande des pommades à base de lanoline. Étant neutre, ne rancissant pas et ayant la consistance de l'axonge, elle peut servir de véhicule aux pommades. Elle absorbe le double de son poids de glycérine et une fois son poids d'eau. Elle peut servir donc à incorporer à une pommade une solution de sel, d'extrait, d'alcaloïde, d'antiseptique soluble, etc.; de plus, les pommades se conserveront longtemps.

La lanoline possède aussi la propriété d'éteindre le mercure et de pouvoir former directement les pommades mercurielles.

Lantana brasiliensis Link. — Syn. — *Yerba Sagrada*.

Desc. — Plante de la famille des Verbénacées, qui croît au Brésil et aux Antilles.

Comp. — Elle contient de la *lantanine*, alcaloïde découvert par Buiza et Neyreta, de Lima.

Prop. thér. — L'alcaloïde agit sur la circulation, et abaisse la température. Les estomacs faibles le supportent bien. 2 grammes, administrés immédiatement après l'accès, guérissent les fièvres intermittentes, quand la quinine reste sans effet.

Mode d'emploi. Doses. — 1 ou 2 grammes en pilules de 10 centigrammes, toutes les 24 heures. — La teinture est tellement amère qu'il serait peu pratique de la prescrire.

Leptandra virginica. — Syn. — *Veronica virginica* L.

Desc. — Plante de la famille des Scrofulariacées, qui croît dans l'Amérique du Nord.

Part. empl. — Le rhizome.

Comp. — Contient de la *leptandrine.*

Prop. thér. — Le rhizome frais est émélo-cathartique. Desséché, il serait tonique, cholagogue et laxatif; a été employé dans les affections du foie, la fièvre typhoïde, la dyspepsie, la diarrhée, la dysenterie et le choléra infantile.

Mode d'emploi. Doses. — Poudre, de 2 à 4 grammes. — Extrait fluide, de 1 à 3 grammes. — Décoction de racine, de 2 à 4 grammes. — *Leptandrine,* de 1 à 5 centigrammes.

Liquide capsulaire. — M. Brown-Séquard observait que l'ablation des capsules surrénales déterminait chez les animaux la maladie bronzée d'Addison et la mort survenait rapidement.

MM. Abelous et Langlois ont constaté qu'après l'ablation des capsules surrénales ou acapsulation, s'ils injectaient de l'extrait aqueux de capsules surrénales ou greffaient des fragments de rein avec la capsule attenante, il y avait survie, et qu'en tous les cas la maladie d'Addison ne se manifestait pas.

Transportant ces résultats physiologiques dans la thérapeutique, MM. Augagneur, Chaum et Huchard ont préconisé les injections d'extrait capsulaire, préparées de la même façon que le liquide orchitique de M. Brown-Séquard, contre la maladie d'Addison, l'asthénie des addisoniens, et même pour diminuer l'asthénie musculaire des neurasthéniques et des adynamiques.

Liquide cérébral *pour la transfusion nerveuse.* —
Syn. — *Solution de lymphe de substance grise cérébrale
retirée du cerveau de mouton.*

Prép. — Selon la méthode du Dr Constantin Paul,
M. Delpech prépare le produit de la manière suivante :

1° On prend dans le cerveau d'un mouton tout
récemment tué, 15 grammes de substance grise cérébrale (corps opto-striés, circonvolutions, cervelet),
et on la divise en petits morceaux ;

2° On la fait macérer pendant 24 heures dans
cinq fois son poids de glycérine officinale, c'est-à-
dire 75 grammes ;

3° On ajoute ensuite une quantité égale d'eau
salée à 2 p. 100, soit 75 grammes ;

4° On filtre au papier une première fois dans le
vide, avec la trompe à eau, dans un récipient aseptisé
dans l'appareil de Pasteur à + 140° ;

5° On introduit la solution dans l'appareil stérilisateur-filtre de d'Arsonval. On laisse en contact
15 minutes pour détruire les éléments figurés, sous
une pression de 50 à 60 atmosphères, fournie par
l'acide carbonique, puis l'on opère le filtrage sur la
bougie d'alumine. La filtration rapide de la lymphe
cérébrale par l'acide carbonique sous la pression de
50 à 60 atmosphères dans l'appareil de d'Arsonval
met d'une part le liquide à l'abri du contact de l'air,
et d'autre part le soumet à une première stérilisation
que l'on peut appeler physiologique, indépendante
de la stérilisation purement physique due à l'action
de la bougie-filtre.

La pression considérable à laquelle la solution
a été soumise est obtenue par le passage de l'acide
carbonique liquide, qui repassant à l'état gazeux,
détruit les éléments figurés et détermine le filtrage
de la lymphe à travers la bougie d'alumine.

Le liquide ainsi obtenu possède toute l'intégrité de

sa composition et toute son activité physiologique. Car l'acide carbonique peut être considéré comme le milieu naturel dans lequel vivent les éléments de nos tissus, puisque la lymphe qui constitue le véritable milieu intérieur de tous les organes pluri-cellulaires est saturée d'acide carbonique : cet acide ne peut donc altérer les humeurs organiques sur lesquelles on a à opérer.

Desc. — Le liquide filtré est incolore, transparent, sa densité est de 1,080 à 1,090. Sa réaction neutre. Il ne renferme aucun élément figuré, il est composé de matière albuminoïde, de phosphore à l'état d'acide phosphoglycérique, de lécithine, de cérébrine (E. Delpech).

Prop. thér. — M. Constantin Paul a présenté à l'Académie de médecine les observations d'un certain nombre de malades qu'il a traités par des injections de substance nerveuse dans le tissu cellulaire sous-cutané.

Ces malades se décomposent ainsi : 3 chloroses neurasthéniques, 3 neurasthénies classiques, 1 cas de pouls lent permanent, 4 ataxiques ou tabétiques.

Tous ces malades ont été guéris ou améliorés par les injections de substance nerveuse pratiquées suivant la méthode de Brown-Séquard.

Ce n'est qu'exceptionnellement qu'il se produit un peu d'engorgement lymphatique, qui disparaît en général en trois ou quatre jours, sept au plus.

Sur plus de deux cents injections pratiquées chez ces onze malades, il n'y a eu ni abcès ni pustule acnéique.

Mode d'emploi. — Cette solution, injectée dans le tissu cellulaire sous-cutané des flancs ou des lombes, à la dose de 5 centimètres cubes, est parfaitement tolérée et ne provoque aucune réaction locale ou générale.

Liquide pancréatique. — Les Drs Griesinger, Frerichs et surtout le Dr Lancereaux ont signalé l'atrophie et la dégénérescence du pancréas chez certains glycosuriques, cas appelé diabète maigre. Van Mering a constaté sur des animaux que l'ablation du pancréas ou la ligature du canal pancréatique déterminaient le diabète maigre.

Les Drs Hedon, Gley, Barral et Lépine ont constaté qu'en reproduisant les expériences de Van Mering, mais en insérant sous la peau des fragments de pancréas ou en injectant du liquide pancréatique, le diabète maigre ne se produisait pas.

Transportant ces idées à la thérapeutique, MM. Lépine, Gley, Thiroloi et Capparelli injectèrent avec succès l'extrait pancréatique contre le diabète maigre, ou la cachexie pancréatique.

Mode d'emploi. — L'extrait pancréatique est préparé dans l'appareil d'Arsonval de la même façon que le liquide testiculaire de Brown-Séquard. En Angleterre, on préfère l'ingestion de l'extrait et du tissu pancréatique par voie buccale, tandis qu'en France on préfère l'injection pancréatique à la manière des injections orchitiques.

Liquide testiculaire. — Syn. — Sequardine. Orchidine.

Prép. — M. d'Arsonval indique en quoi consiste ce procédé qui permet d'obtenir des extraits de testicule très concentrés pouvant se conserver 4 mois. La technique qu'il met actuellement en œuvre est la suivante : Il y a d'abord le choix de l'animal; le testicule du taureau est très avantageux. Le testicule est transporté au laboratoire enveloppé de ses membranes ; on les enlève, puis on lave au liquide de Van Swieten, ensuite sous un filet d'eau stérilisée. Ainsi nettoyé, le testicule est alors divisé en 5 ou 6 tranches perpendiculaires au grand axe, qui sont ensuite mises à macérer dans de la glycérine à 30°. Pour 1 kilogramme de testicule de taureau, on met 1 litre de glycérine; on laisse macérer aseptiquement 24 heures en retournant de temps à autre (un testicule de taureau dans ces conditions abandonne de 5 à 700 grammes d'eau à la glycérine). Puis on ajoute 500 centimètres cubes d'eau bouillie contenant 24 grammes de sel marin, de façon que la densité soit de 15° Baumé environ. On filtre alors sur du papier à sirop (papier Laurent gris n° 8), mais la filtration est lente. Si on chauffe à 37 ou 40°, la filtration se fait au contraire très vite. On pourrait employer ce liquide tel quel. Il est plus prudent de le stériliser, non pas avec une bougie, qui arrête une partie des substances actives, mais au moyen de la pression d'acide carbonique. En laissant ce liquide à une pression de 30 atmosphères de CO_2 pendant 12 heures, il est stérilisé et peut se conserver longtemps même en flacons entamés.

PROP. THÉR. — Le Dr Héricourt et les Drs Serrand et Jordanis ont expérimenté le liquide testiculaire avec succès dans le diabète, la sénilité avec dépression, neurasthénie, phtisie, tic de la face, phlegmon et fibrome utérins, ataxie locomotrice, épuisement nerveux, impuissance.

MM. les Drs Barnsby et Lallemand ont étudié l'action emménagogue produite par les injections de liquide testiculaire. Dans une première série d'expériences, un liquide au quarantième ne donna aucun résultat. Avec un liquide plus concentré, les injections, pratiquées pendant six à dix jours, ont ramené les règles disparues depuis deux à trois ans. Dans un cas, elles avaient cessé depuis trois jours et elles sont revenues abondamment après une ou deux injections.

Toutefois le Dr Héricourt a observé que la neurasthénie est une maladie dans laquelle le liquide de Brown-Séquard échoue le plus souvent.

Liquide thyroïdien. — Syn. — Thyroïdine.

Prép. — Le professeur A. Barron, de Liverpool, recommande le procédé suivant :

Trois lobes du corps thyroïde, retirés d'un mouton fraîchement tué, sont placés à l'abattoir, dans un flacon contenant une solution d'acide phénique à 0,50 p. 100. Sur le lieu de préparation, les membranes sont soigneusement et complètement enlevées, et les glandes, coupées en tranches minces sur une plaque stérilisée, sont placées avec trois grammes d'une solution phéniquée à 0,50 p. 100 dans un vase conique d'une capacité de 8 centimètres cubes, que l'on recouvre d'une feuille de papier buvard stérilisé.

Le lendemain matin, la masse est exprimée à travers une batiste (préalablement soumise à l'ébullition), de façon à fournir 4 grammes de produit (c'est-à-dire que le liquide trouble que l'on obtient doit représenter 3 grammes de solution phéniquée, plus 1 gramme de liquide propre aux glandes thyroïdes).

Les mains et les instruments doivent toujours être stérilisés à l'aide de la chaleur ou d'une solution d'acide phénique au 1/20. La seringue qui sert à l'injection doit également être lavée avec cette même solution, avant et après l'emploi.

M. Delpech emploie le procédé de préparation suivant.

1° On prend des lobes du corps thyroïde de mouton, on les broie dans un mortier avec du sable et 30 grammes d'eau bouillie salée à 5 p. 100 ;

2° On fait macérer dans 60 grammes de glycérine officinale pendant 24 heures ;

3° On ajoute 60 grammes d'eau bouillie salée à 5 p. 100 ;

4° On filtre au papier, dans le vide, au moyen de la trompe à eau, dans un récipient bien aseptisé ;

5° On introduit dans l'appareil stérilisateur-filtre de d'Arsonval, on soumet à une pression de 50 à 60 atmosphères, on laisse en contact 15 minutes, puis on filtre sur la bougie d'alumine à la même pression ;

6° On reçoit le liquide filtré dans des flacons à l'émeri, bien aseptisés à +140° dans l'appareil de Pasteur.

Pendant le cours de ces diverses opérations, tous les vases et les instruments sont soumis à une asepsie rigoureuse. (Société de Pharmacie de Paris.)

PROP. THÉR. — Le liquide thyroïdien a été surtout employé dans le traitement du myxœdème.

Le Dʳ Byrom-Bramwell a observé que le liquide thyroïdien est un remède de réelle valeur dans certaines dermatoses squameuses telles que le psoriasis, le lupus, l'ichtyose et qu'elle constitue le meilleur remède connu. Sur 18 cas de psoriasis 13 fois la médication a été suivi du succès. Dans 3 cas de lupus, il y a eu guérison absolue se manifestant au bout de plusieurs mois. Dans l'eczéma aigu le liquide thyroïdien serait contre-indiqué ; tandis que dans l'eczéma chronique l'amélioration a été sensible.

Liriodendrum Tulipifera L. — SYN. — Tulipier, Bois blanc, Peuplier jaune.

DESC. — Plante de la famille des Magnoliacées, qui croît dans l'Amérique du Nord et aux Antilles.

PART. EMPL. — L'écorce de la racine, l'écorce de tige.

COMP. — Griffith et Procter ont trouvé dans l'écorce : oléorésine, résine (*liriodendrine*), matière colorante, glucose, alcaloïde (*tulipiférine*), glucoside, principe amer.

PROP. THÉR. — Schœff préconise les graines comme

apéritives et l'onguent préparé avec les feuilles fraîches comme très efficace dans les inflammations et la gangrène.

Young et Barton l'emploient comme antipériodique et tonique dans les fièvres intermittentes, et prétendent que l'écorce n'est pas inférieure à celle du quinquina.

Éberlé l'emploie comme antihelminthique et vermifuge.

Chapman utilise les feuilles en topique contre les migraines, les entorses, les contusions, les blessures.

L'écorce est encore employée contre les convulsions des enfants, la jaunisse et le catarrhe intestinal.

MODE D'EMPLOI. DOSES. — Extrait fluide : de 0,50 à 2 grammes. — Décoction : 30 grammes par litre d'eau. — Teinture : 1/5 à la dose de 1 à 5 grammes.

Llareta. — SYN. — *Haplopapus llareta L.*

DESC. — Plante de la famille des Synanthérées, qui atteint un mètre de hauteur, avec de nombreux rameaux et de nombreuses fleurs, de couleur jaune. Elle croît en abondance dans le nord du Chili et principalement dans la province de Coquimbo; la vallée de Choapa, en est couverte. Il ne faut pas confondre cette plante avec la *Laretia acaulis*, de la famille des Ombellifères.

PROP. THÉR. — Le Dr Infante, de Santiago, n'ayant pu réussir à arrêter l'écoulement blennorrhagique avec le copahu, essaya l'extrait de llareta et obtint la guérison dans tous les cas en 10 ou 15 jours.

Le Dr Buret l'a employé avec succès dans certains cas de blennorhagie désespérés.

MODE D'EMPLOI. DOSES.

Eau............................... 100 grammes.
Extrait fluide de Ilareta........... 2 —
M. S. A.

2 cuillerées par jour.

Lorétine. — Syn. — Acide métaiodorthoxyquino-linasulfonique.

Prép. — La lorétine est un dérivé de la quinoline, découverte par le Pr Schinzinger, de Fribourg.

Desc. — Poudre cristalline jaune, inodore, peu soluble dans l'eau, l'alcool, l'éther et les huiles.

Prop. thér. — M. Schinzinger emploie la lorétine dans toutes les interventions opératoires qu'il a l'occasion de pratiquer. Pendant l'opération, il absterge la plaie au moyen de petites compresses de gaze sèche stérilisée. La plaie une fois suturée, il la recouvre de coton aseptique imprégné de collodion lorétiné. Pour des plaies cavitaires, il insuffle de la poudre de lorétine, ou bien il les tamponne avec de la gaze lorétinée. Dans les trajets fistuleux, il introduit des crayons de lorétine.

La guérison des plaies sous le pansement lorétiné se fait aseptiquement. Il n'y a d'ordinaire ni fièvre, ni suppuration. La lorétine n'est pas toxique; elle n'irrite pas la peau et ne produit jamais d'érythème ni d'eczéma. Elle amène même rapidement la guérison des eczémas les plus invétérés. Elle exerce une action très favorable sur le lupus. C'est ainsi que M. Schinzinger a guéri plusieurs cas de cette affection au moyen de cautérisations énergiques avec le crayon de nitrate d'argent, suivies d'applications de collodion lorétiné. Il a obtenu aussi d'excellents résultats par l'emploi de la lorétine dans le traitement des furoncles et des phlegmons étendus de la main et de l'avant-bras.

Enfin, la lorétine s'est montrée singulièrement efficace contre un cas d'érysipèle bulleux de la jambe dans lequel, après une application de collodion lorétiné sur la partie atteinte, la température du malade descendit, dès le lendemain, de 39°, 2 à 37°,5. Lorsque, au bout de trois semaines, survint une récidive de l'érysipèle, une nouvelle application de collodion lorétiné eut également pour effet d'abaisser, dès le jour suivant, la température de 39°,3 à 36°,8, et d'enrayer définitivement l'affection.

Modes d'emploi. Doses.— On s'en sert pour préparer une tarlatane lorétinée qu'on obtient en plongeant dans une solution de chlorure de calcium de la gaze imbibée préalablement d'une solution sodique de lorétine. La lorétine calcique insoluble qui se forme dans ces conditions se dépose sous la forme d'une poudre rouge impalpable dans les mailles du tissu. Cette tarlatane lorétinée sert au tamponnement des plaies.

On l'emploie pure ou mélangée à la magnésie calcinée pour saupoudrer les plaies ou les trajets fistuleux. La solution à 2 p. 100 et 5 p. 100 peut remplacer l'eau phéniquée.

Losophane. — Syn.— Métacrésol triiodé, Triiodure de crésol.

Prép. — Le Dr Goldmann a obtenu ce produit en faisant réagir l'iode sur l'acide oxytoluylique en présence des alcalis.

Desc. — La losophane, qui renferme environ 80 p. 100 d'iode, se présente sous l'aspect d'aiguilles blanches, fusibles à 121°5.

Prop. phys. — Elle se dissout difficilement dans l'alcool, mais est facilement soluble dans l'éther, le benzol et le chloroforme. Les huiles grasses la dissolvent aisément à la température de 60°.

Une solution concentrée de soude caustique la

transforme en une masse amorphe d'un noir verdâtre, insoluble dans l'alcool.

PROP. THÉR. — Le Dr Saalfeld, de Berlin, a obtenu
de bons résultats en employant ce composé dans le
traitement de diverses affections cutanées.

Dans les dermatoses d'origine parasitaire (teigne,
lichen, pityriasis, gale), et dans l'eczéma, le sycosis
et l'acné, il peut rendre des services.

MODE D'EMPLOI. — Le Dr Saalfeld s'est servi de
solutions à 1 — 2 p. 100. Il a aussi préparé des pom
mades renfermant 1 — 10 p. 100 de losophane, en
faisant usage, comme excipient, soit de vaseline seule,
soit d'un mélange de quatre parties de lanoline pour
une partie de vaseline.

Solution :

Losophane...........................	1 gramme.
Alcool.............................	75 —
Eau distillée.......................	25 —

F. S. A. Usage externe.

Lycétol. — SYN. — Tartrate de diméthylpipéra-
zine.

PROP. PHYS. — Ce produit possède, comme la pipé-
zarine, la propriété de dissoudre l'acide urique. Sa
saveur acidule est agréable.

PROP. THÉR. — Son emploi, sans inconvénients pour
l'organisme général, est suivi d'une diurèse considérable, d'une diminution de la densité de l'urine et
de la disparition des symptômes goutteux.

Lycopus virginicus L. — SYN. — Appelé par les
Indiens *Charmweed.*

DESC. — Plante de la famille des Labiées, qui croît
aux États-Unis.

PROP. THÉR. — Possède, d'après le Dr K. Briggs,
une propriété spéciale contre les piqûres et les.

morsures d'insectes et de reptiles venimeux. Les
Indiens mâchent la plante et en avalent le suc. Le
D' K. Briggs a employé, chez un homme atteint d'une
morsure dangereuse, une décoction de 20 grammes,
dans un demi-litre d'eau, en partie comme compresses sur les plaies, et en partie comme médicament interne : le malade fut guéri le troisième jour.

Elle donne de bons résultats dans les hémoptysies
et les premiers stades de la phtisie et de la con-
somption.

On lui trouve des propriétés astringentes, sédatives
et même narcotiques.

Mode d'emploi. Doses. — Infusion (300 grammes
p. 500 grammes d'eau bouillante), à prendre par
fraction dans la journée.

Malacine. — Syn. — Malakine.

Prép. — Ce corps résulte de la combinaison de
l'aldéhyde salicylique avec la paraphénétidine.

Desc. — Petites aiguilles soyeuses, jaune clair,
insolubles dans l'eau, l'alcool chaud, de saveur remar-
quablement douce, d'où le nom qui lui a été donné.

Prop. phys. — Le suc gastrique décompose la malacine en aldéhyde salicylique et en phénacétine.

Les expériences faites sur les lapins ont montré
qu'ils supportaient sans inconvénients des doses de
2 grammes.

Elle possède une action sur le rhumatisme articulaire aigu.

Sans avoir les inconvénients de l'acide salicylique,
la céphalalgie, les vertiges, les bourdonnements d'o-
reilles, les sueurs profuses, etc., elle a, en outre, une
action antipyrétique un peu moins énergique que
celle de l'antipyrine et de la phénacétine.

On peut donc l'employer dans certaines affections
fébriles comme la fièvre des phtisiques. Un gramme

de malacine abaisse, en une heure et demie ou deux, la température de 0°,7 à 1°,5.

De plus, elle agirait comme analgésique contre la céphalée de la chloro-anémie ; mais ici encore son action est moindre que celle de l'antipyrine.

PROP. THÉR. — La malacine est un médicament d'un effet sûr dans le rhumatisme articulaire aigu. Elle présente, dans cette maladie, l'avantage d'être exempte de toute action désagréable. Pour cette raison, elle est indiquée chez les malades trop sensibles aux préparations salicylées (femmes, enfants), ou ayant à l'égard de celles-ci une idiosyncrasie particulière.

Il résulte des expériences faites par M. Jacquet, de Bâle, qu'elle produit un abaissement de température : mais, contrairement à l'antipyrine et à l'acétanilide, dont l'effet est prompt et énergique, la malakine agit lentement et graduellement. C'est surtout dans les derniers stades de la fièvre typhoïde, à une époque où les malades sont déjà notablement affaiblis et particulièrement dans toutes les fièvre tuberculeuses que la malacine a produit les meilleurs effets. Après l'administration de 1 gramme, on observe ordinairement un abaissement de température de 0,7 à 1,5 p. 100 se manifestant une heure et demie à deux heures après l'absorption et durant environ quatre à 6 heures. En renouvelant la dose, l'effet va en augmentant.

MODE D'EMPLOI. DOSES.—M. Jacquet administrait à ses malades la malacine en cachets de 1 gramme, dont il faisait prendre de 4 à 6 par jour ; 4 grammes de malacine seraient à peu près l'équivalent de 2 grammes d'acide salicylique. Les enfants et les adultes qui ne peuvent pas avaler de cachets prennent facilement la malacine incorporée dans la marmelade de pommes ou dans des confitures.

Mammea americana L. — Desc. — Plante de la famille des Guttifères, qui croît aux Antilles et à la Guyane.

Prop. thér. — L'eau distillée des fleurs est rafraîchissante et digestive. La gomme résine est antiparasitaire. L'écorce en décoction est émolliente et sert en applications locales sur les plaies et blessures. Les graines sont amères. Les feuilles en décoction sont vantées contre les fièvres intermittentes.

Mangifera indica L. — Syn. — Mango, Manguier.

Desc. — Arbre de la famille des Anacardiacées, qui croît aux Antilles, Guyane, la Réunion, Indo-Chine, Madagascar, Tahiti.

Part. empl. — Le fruit et l'écorce, dont on prépare des extraits fluides.

Prop. thér. — Propriétés astringentes efficaces. On l'emploie contre les fièvres, la métrorrhagie, la leucorrhée, la gale et les affections cutanées. Le suc résineux est antidysentérique.

Mode d'emploi. Doses. — Extrait fluide, 10 grammes, eau 120 grammes, en gargarisme. — A l'intérieur, une cuillerée à café, toutes les deux heures.

Maté. — Syn. — Yerba Matte, *Ilex paraguayensis* St.-Hil.

Desc. — Plante de la famille des Ilicinées.

Comp. — L'analyse a été faite par M. D. Parodi qui a trouvé : acide cafétannique 30 grammes, caféine ou plutôt matéine 7 grammes pour 1000, résine, graisse, essence.

Prop. thér. — Médicament d'épargne de premier ordre, employé comme fortifiant et reconstituant, et qui jouit de propriétés fébrifuges. Il est un tonique du cœur.

Mode d'emploi. Doses. — En infusion théiforme, à la dose de 30 grammes par litre d'eau.

Méconarcéine. — Syn. — Méconate de narcéine.

Combinaison de narcéine et d'acide méconique, proposée par M. le Dr Laborde.

Prép. — On mélange par trituration l'acide méconique et la narcéine à équivalents égaux. Cette poudre, mise en dissolution, donne de suite la méconarcéine. Il serait normalement plus facile de combiner l'acide méconique (acide de l'opium) avec les alcalis de l'opium, plutôt que de choisir un autre acide. En Angleterre d'ailleurs, on se sert du sel méconate de morphine pour injections sous-cutanées.

Desc. — Poudre blanche, fusible à 110°, soluble dans l'eau bouillante et dans l'alcool faible, peu soluble dans l'alcool fort.

L'acide méconique étant un acide bibasique, il se forme en réalité deux sels, l'un, le *monoméconate*, cristallisé en aiguilles jaunes, et le *biméconate*, cristallisé en aiguilles blanches.

Prop. thér. — Sédatif, calmant, hypnotique; employé dans les névralgies et les rhumes.

Mode d'emploi. Doses. — En solutions hypodermiques stérilisées. — En pilules, de 6 milligrammes à 25 milligrammes.

Melaleuca Leucadendron L. — Syn. — Cajeput, Arbre blanc.

Desc. — Arbre de la famille des Myrtacées qui croît en Indo-Chine et à la Réunion.

Prép. — On retire des feuilles par la distillation, en présence de l'eau, une huile essentielle, qui est mobile, transparente, de couleur verte, d'odeur camphrée. Densité = 0,925.

Comp. — Contient du *cajeputol*, $C^{40}H^{16},H^2O$, qui bout à 175°.

Prop. thér. — L'huile est employée contre la goutte, les rhumatismes, le choléra, la paralysie et l'épilepsie.

Son action est plus sensible que celle de l'huile d'eucalyptus.

A l'extérieur, elle est rubéfiante.

Doses. — A l'intérieur, à la dose de 10 à 50 gouttes.

Menthol. — Desc. — Partie concrète de l'essence de menthe produite par la *Mentha piperita*. — D'après le Dr Beckmann, contrairement à l'opinion des chimistes qui ont étudié l'essence de menthe du Japon, la partie liquide, séparée du menthol, ne serait ni du *menthène* ($C^{10}H^{16}$), ni un isomère du menthol ($C^{10}H^{20}O$). Ce liquide, dont la composition peut être représentée par la formule $C^{10}H^{18}O$, est isomère avec le *menthone*, composé obtenu par MM. Morrigan et Atkinson, par oxydation du menthol.

Prop. phys. — Pour être absorbé par la peau, le menthol doit être parfaitement pur et fondre à 91°.

Prop. bact. — C'est un des meilleurs antiseptiques connus.

Prop. thér. — Antinévralgique puissant, agissant d'une façon à peu près infaillible dans la migraine, les névralgies, la sciatique, les douleurs de dents; convient également contre l'asthme humide et les catarrhes des voies respiratoires. — Il s'emploie en outre contre les affections cutanées, les dartres, l'herpès, etc. — Il possède des propriétés antivomitives.

Le Dr Lemnon Mainwright déclare qu'un mélange de menthol et de carbonate d'ammoniaque donné à respirer dans la fièvre de foin a guéri beaucoup de malades.

D'après les Drs Dubreuil et Archambault, le menthol en solution alcoolique à 10 p. 100 fait cesser la démangeaison et l'éruption souvent dans les affections prurigineuses (eczéma, lichen, gale, urticaire, prurit nerveux, prurit de la vulve et de l'anus).

Le Dr Wolff cite deux cas de diphtérie, qu'il a guéris par des applications locales de menthol.

Le Dr Galezowski a préconisé le menthol comme antinévralgique sous forme de pommade. Il formule :

Menthol.........................	1ᵍʳ,50
Cocaïne.........................	0ᵍʳ,50
Hydrate de chloral..............	0ᵍʳ,30
Vaseline........................	10 grammes.

F. S. A.

En onction sur la partie douloureuse.

MODE D'EMPLOI. — Applications locales, à l'aide de *crayons de menthol.*

Inhalations, par la bouche et le nez, de vapeurs dégagées par des cristaux de menthol.

Mercure (Asparaginate de). — SYN. — Aspartate de mercure.

PRÉP. — On le prépare en dissolvant 10 grammes d'asparagine dans de l'eau chaude et ajoutant peu à peu de l'oxyde jaune de mercure jusqu'à refus. On filtre la solution refroidie. On en prélève un volume exact, dans lequel on dose le mercure par précipitation avec l'hydrogène sulfuré. On étend ensuite cette solution avec quantité suffisante d'eau distillée jusqu'à la concentration désirée (1 à 2 p. 100 de mercure). Par l'addition d'eau, ou après quelque temps, la solution peut se troubler. Le trouble disparaît par addition d'asparagine pulvérisée. La solution d'asparaginate de mercure constitue un liquide clair, incolore, inodore, de saveur saline métallique, un peu caustique. Elle se conserve bien (Wolf et Ludwig).

PROP. PHYS. — Ce qui distingue surtout l'asparaginate de mercure de toutes les autres préparations mercurielles usitées pour injections sous-cutanées, c'est son rapide passage dans la circulation, ce qui rend possible d'agir promptement sur le processus morbide. Son élimination par les reins s'effectue de même en très peu de temps ; vingt-quatre heures après la première injection de 0gr,01 d'asparagine hydrargyrique, on décèle déjà dans l'urine 0gr,0008 — 0gr,0013 de mercure.

PROP. THÉR. — Le Dr Neumann a employé la solution aqueuse d'asparagine hydrargyrique (à 1-2 p. 100) pour injections sous-cutanées dans 37 cas de syphilis. Les injections ne sont pas douloureuses et sont bien tolérées par les malades. Pas de phénomènes secondaires fâcheux. Les injections sont répétées ordinairement tous les jours. Sous l'influence de ce traitement, le poids du corps augmente considérablement, les exanthèmes pâlissent dès le treizième ou le quatorzième jour et disparaissent complètement après trois à quatre semaines.

MODE D'EMPLOI. DOSES. — En injections sous-cutanées. La dose par injection est de 0gr,01 d'asparaginate de mercure pour un centimètre cube d'eau.

Mercure (Salicylate de). — DESC. — Corps pulvérulent, blanc, neutre au tournesol, insoluble dans l'alcool et l'eau, sans odeur ni saveur.

PRÉP. — On obtient ce sel en précipitant une solution de nitrate mercurique par une solution de salicylate de soude. On recueille le précipité et on le lave à l'eau et à l'alcool, puis on le dessèche dans le vide.

PROP. ANTIS. — Antiseptique puissant qui a le grand avantage de ne point provoquer la douleur.

PROP. THÉR. — Préconisé par M. le Dr Malécot dans le traitement abortif de la blennorrhagie.

MODE D'EMPLOI. DOSES. — Employé en injection uréthrale à la dose de 50 centigrammes pour 100 gr. d'eau à la température de 35°.

M. Vacher a étudié ce sel, qui présente un pouvoir

antiseptique aussi grand que celui du sublimé, sans
en offrir les inconvénients : il pourrait donc le remplacer en chirurgie. La difficulté consistait à le rendre
soluble dans l'eau, sans addition d'alcool, ni de chlorure de sodium. M. Vacher a triomphé de cet obstacle
en obtenant le salicylate de mercure par double
décomposition dans un mélange de sublimé, de salicylate de soude et d'eau. Cette solution n'est pas
irritante et sert à divers usages, suivant son titre.
Pour l'usage externe, elle peut être ainsi formulée :

Sublimé...........................	1 gramme.
Salicylate de soude................	2 —
Eau...............................	1000 —

En injections hypodermiques, pour le traitement
de la syphilis, M. Vacher injecte 1 cent. cube de la solution suivante, qui lui a donné les meilleurs résultats

Sublimé...........................	1 gramme.
Salicylate de soude	3 —
Eau distillée	100 —

Un cent. cube contient un centigr. de salicylate
de mercure. L'injection n'est pas douloureuse et ne
s'accompagne jamais d'abcès. Enfin à l'intérieur, on
peut donner 15 à 20 gr. de la solution au 1/1000.

Blaschko préconise l'emploi du salicylate qui contient 59 p. 100 de mercure. Il recommande de faire
dans les muscles de la fesse, deux fois par semaine,
une injection d'une seringue de Pravaz contenant le
salicylate de mercure en suspension dans dix parties
de paraffine liquide. 10 à 16 injections suffisent au
traitement.

Le médicament se prépare d'une manière si aseptique qu'il a été possible de faire 2500 injections sans
donner lieu à un seul abcès. Quelques malades cependant supportent mal ces injections, et on est par-

fois obligé d'interrompre le traitement, soit à cause des douleurs, soit à cause d'accidents dysentériques ou éruptifs.

Mercure (Succinimide de). Formule $(C^4H^4O^2Az)^2Hg$.

Desc. — Aiguilles longues, soyeuses, incolores, très solubles dans l'eau, assez solubles dans l'alcool.

Prép. — On obtient d'abord la succinimide en faisant réagir le gaz ammoniac sur l'anhydrique mercurique, ou en distillant rapidement du succinate d'ammoniaque. La succinimide se combine en solution concentrée et chaude avec l'oxyde de mercure, et laisse déposer par refroidissement de la succinimide mercurique.

Prop. thér. — Antisyphilitique, recommandé pour les injections hypodermiques, comme ne précipitant pas l'albumine.

M. le Dr Louis Jullien a employé ce sel pour le traitement de la syphilis, dans trente-huit cas, onze fois sous forme de pilules et vingt-sept fois en injections.

Les pilules contenaient 2 à 3 centigrammes de succinimide mercurique préparée par M. Bocquillon-Limousin, les malades en prenaient 2 par jour; elles n'ont jamais déterminé de stomatite.

Pour les injections hypodermiques, M. le Dr Louis Jullien se sert d'une solution contenant 20 centigrammes de ce sel pour 100 grammes d'eau distillée bouillie, correspondant à 2 milligrammes par centimètre cube. La dose quotidienne est, 1, 2 et 2 milligrammes et demi, dose qu'il ne faut pas dépasser. Le lieu de prédilection pour les injections est dans la profondeur des muscles de la région fessière. Le nombre des injections nécessaires varie avec les sujets, il peut être de 22, 25, 32 et même 45.

Mode d'emploi. Doses. — Solution hypodermique :

Succinimide mercurique..................	1gr,30
Eau distillée...........................	1000 grammes.

A la dose de 1 seringue Pravaz. Pour atténuer la cuisson ajouter 1 centigramme de cocaïne par seringue.

Mespilodaphne preciosa Nees. — Syn. — Pereiora, Casca preciosa, Canilla.

Desc. — Plante de la famille des Lauracées, qui croît au Brésil.

Part. empl. — Écorce.

Prop. thér. — Employée comme excitant dans le surmenage nerveux. On l'emploie contre la leucorrhée, l'œdème des membres inférieurs et le catarrhe chronique. Les graines sont antidysentériques.

Mode d'emploi. Dose. — Infusion (4 grammes de plante pour 100 grammes d'eau). Décoction pour bains.

Méthacétine. — Syn. — Para-acétanisidine. Formule : $C^4 H^6 \begin{cases} O, C H^3 \\ Az H. C^2 H^3 O. \end{cases}$

Desc. — Poudre cristalline, inodore, légèrement rougeâtre, à goût salin amer ; soluble dans l'eau et l'alcool, à froid et à chaud, dans les acides et les alcalis ; fondant à 120°.

Prop. bact. — Antiseptique puissant ; une solution à 1 p. 100 arrête la décomposition du lait et la fermentation ammoniacale.

Prop. physiol. — A dose un peu élevée, elle produit des symptômes analogues à ceux de l'antipyrine. Il faut être prudent sur les doses et surveiller leur action.

Prop. thér. — Antipyrétique, expérimenté par le professeur Von Jaksch, de Gratz. L'abaissement de température qu'elle produit dans les maladies fiévreuses est remarquable. Le traitement est bien supporté par les enfants.

M. le Dr Seidler l'a employée dans 28 cas de fièvre typhoïde, de pneumonie, de phtisie, d'influenza, à la dose de 0^{gr},15 quand la fièvre était faible et de 0,30 quand la fièvre était forte et a obtenu de bons succès.

Dans 2 cas de rhumatisme articulaire aigu accompagné de fièvre intense, de gonflement des articulations, la méthacétine a agi promptement et d'une façon fort efficace. Le malade prit 30 centigrammes et le premier jour la douleur disparut.

Doses. — 15 à 20 centigrammes, mais il ne faut pas dépasser 30 centigrammes.

Méthylal. — Syn. — Diméthylate de méthylène.

Formule : $CH^2 \begin{cases} OCH^3 \\ OCH^3. \end{cases}$

Desc. — Liquide limpide, très mobile, rougissant légèrement le tournesol ; il se dissout dans trois fois son volume d'eau, dans l'alcool et l'éther, dans les huiles grasses et volatiles ; ses vapeurs ne sont pas inflammables ; son odeur rappelle le chloroforme et l'éther acétique. Il bout à 42° et sa densité est de 0,8551.

Prép. — On distille un mélange d'alcool méthylique, d'acide sulfurique et de peroxyde de manganèse ; il passe un mélange de formiate de méthyle et du méthylal. En agitant ce produit avec de la potasse caustique, on détruit le formiate de méthyle, sans attaquer le méthylal.

Prop. thér. — Employé contre les douleurs nerveuses, stomacales et intestinales. C'est un excellent anesthésique sous forme de pommade ou de liniment. Le prix de revient, encore très élevé, s'oppose à la vulgarisation de son emploi.

Le professeur Krafft-Ebing, de Gratz, l'a administré en injections hypodermiques. Il a obtenu, par ce moyen, le sommeil parfois au bout de deux heures. Si une première dose ne suffit pas, on la renouvelle après un intervalle convenable, pour arriver finalement à provoquer un sommeil profond et réparateur, qui dure quelquefois vingt heures. C'est, d'après l'auteur, le meilleur calmant hypnotique dans le delirium tremens. M. Krafft-Ebing pense que son emploi est indiqué dans les insomnies causées par l'inanition ou l'anémie cérébrale, et qu'il est au contraire contre-indiqué quand il y a hypérémie du cerveau.

Le méthylal n'a pas d'action nocive sur le cœur, et ne laisse, son effet épuisé, aucun trouble dans l'économie.

MODE D'EMPLOI. DOSES. — Pommade. — Potion, à la dose de 1 : 100 à 150. — Liniment, à 1 : 6 ou 1 : 10. — Injection hypodermique.

Microcidine. — DESC. — Poudre blanche, très soluble dans l'eau, insipide, inodore.

PRÉP. — On l'obtient en ajoutant à du naphtol β en fusion, la moitié de son poids de soude.

COMP. — Ce corps est composé pour les trois quarts de naphtol sodique et un quart de composés naphtoliques.

PROP. BACT. — D'après le Dr Berlioz, de Grenoble, il est antiseptique, supérieur à l'acide phénique et l'acide borique.

PROP. THÉR. — M. Berlioz emploie ce corps pour le pansement des plaies, en solutions à 5 p. 1,000. Il n'est pas caustique ni tonique.

Migrainine. — PRÉP. — Remède contre la migraine, qui est un mélange d'antipyrine avec de l'acide citrique et de la caféine en proportions définies. On peut donc le regarder comme un citrate d'antipyrine et de caféine. Il est douteux que l'on se trouve en présence d'une combinaison chimique.

PROP. THÉR. — Overlach emploie ce remède depuis cinq ans contre la migraine sans avoir eu un seul résultat négatif. La migrainine peut être employée non seulement contre la migraine, mais encore contre tous les maux de tête en général, contre l'influenza, la fièvre.

MODE D'EMPLOI. DOSE. — La dose est de 1 gramme en solution aqueuse ou en cachets.

Morenia brachystephana L. — SYN. — Tasi. Tasis.

DESC. — Plante de la famille des Asclépiadacées, qui croît en abondance dans la République Argentine.

PART. EMP. — La racine et les feuilles.

COMP. — M. P. N. Arata a fait l'analyse de la racine qui contient : corps gras, résine, amidon, albumine, alcaloïde.

M. P. N. Arata a analysé le fruit qui contient un alcaloïde, un glucoside et de la pectine.

PROP. PHYSIOL. — Le médicament est fade et laisse après lui un goût amer et assez désagréable.

PROP. THÉR. — D'après les Dʳˢ E. del Arca et J. Secardi c'est un excellent médicament à employer dans tous les cas où la sécrétion lactée tend à diminuer et même dans ceux où elle se supprime complètement.

Sur quinze femmes âgées de vingt à quarante ans, dont trois étaient primipares et les autres multipares, qui étaient toutes atteintes d'agalactie, M. del Arca a obtenu, par l'emploi du tasi, onze résultats favorables, deux douteux et deux négatifs. Les époques plus ou moins éloignées de l'accouchement n'ont pas paru exercer d'influence sur le retour plus ou moins rapide de la sécrétion lactée.

MODE D'EMPLOI. — On emploie les feuilles ou la

racine (fraîche ou sèche) en infusion, et le fruit en décoction. On fait infuser 30 grammes de racine dans 200 grammes d'eau, que l'on fait prendre par cuillerée à bouche dans le courant des vingt-quatre heures. On peut également administrer de la même manière une décoction de 40 grammes de fruits dans 20 grammes d'eau.

Moringa pterygosperma Gaertn. — Syn. — Ben ailé.

Desc. — Plante de la famille des Capparidacées, qui croît au Sénégal, à la Réunion, aux Antilles et aux Indes.

Part. empl. — La racine.

Prop. thér. — Les racines fraîches sont rubéfiantes. La teinture alcoolique préparée de la racine séchée au soleil fut essayée par Henry Sachan comme diurétique, à la dose de 10 gouttes jusqu'à 3^{gr},75 toutes les trois heures. Les résultats obtenus pendant deux années sont encourageants. L'ascite et l'anasarque de cause rénale, aussi bien que cardiaque ou malarique, disparaissent rapidement sous l'influence de ce médicament. L'effet diurétique de la teinture de moringa se manifeste le jour même de l'institution du traitement et persiste même quelque temps après la cessation du remède; sous ce rapport, le moringa est supérieur à la digitale et à la nitroglycérine. Pas de phénomènes secondaires fâcheux; la teinture n'est pas caustique.

En plus de son action diurétique, le moringa relèverait aussi l'appétit.

Moussena. — Syn. — *Busenna, Acacia anthelminthica* H. B.

Desc. — Plante de la famille des Légumineuses-Mimosées, qui croît en Abyssinie.

Comp. — Contient de la *moussénine*, qui, d'après Thiel, serait un glucoside et, d'après Gastinel, un alcaloïde.

Part. empl. — L'écorce.

Prop. thér. — Anthelminthique et vermifuge.

L'alcaloïde n'a pas le goût désagréable ni l'effet vomitif de l'écorce.

Mode d'emploi. Doses.— Poudre d'écorce, à la dose de 60 grammes, seule ou mélangée à du miel ou à du lait.

L'alcaloïde s'emploie à la dose de 20 à 30 centigrammes.

Myrtol. — Desc. — Huile essentielle, retirée de la distillation en présence de l'eau des feuilles du *Myrtus communis* L., de la famille des Myrtacées, originaire de l'Afrique.

Essence jaune foncé, d'odeur agréable, dont la partie principale, le myrtol, distille entre 170° et 175°.

Prop. thér. — Usitée contre les bronchites chroniques, la blennorrhagie et la vaginite ; mieux tolérée que les balsamiques. — Sédative et antiputride, elle stimule la digestion et augmente l'appétit.

Mode d'emploi. Doses. — Capsules gélatineuses, à la dose de 1 gramme.

Nandhiroba. — Syn. — Coucourou.

Desc. — Produit par le *Fevillea cordifolia* L., plante de la famille des Cucurbitacées-Nandhirobées, qui croît au Brésil, Antilles, Guyane.

Part. empl. — Les semences.

Comp. — Les semences contiennent huile fixe, résine, principe amer, mucilage, sucre (Fougère, d'Haïti).

Prop. thér. — Purgatif, fébrifuge, vermifuge et même vomitif.

C'est une des plantes rendant le plus de services dans la matière médicale américaine.

R. Brown dit qu'elles neutralisent complètement
le venin des serpents. On l'emploie intérieurement
et extérieurement dans ce cas.

Elles sont aussi le contrepoison des substances
toxiques végétales, surtout du mancenillier. On s'en
sert comme antidote dans l'empoisonnement par les
spigélies, le manioc. M. Draprej en a obtenu de bons
résultats dans des empoisonnements par la noix vomique, le rhus toxicodendron et la ciguë. En raison
de ses propriétés éminemment purgatives, elle peut
en effet rendre service dans les empoisonnements, à
la condition d'être administrée à temps.

Mode d'emploi. Doses. — On prépare avec les semences une émulsion donnée sous forme de looch.

Naphtol. — Syn. — Phénol naphtylique.

Desc. — *Naphtol α.* Aiguilles blanches; fusible à 92°,
soluble dans l'éther, le chloroforme, l'alcool, presque
insoluble dans l'eau.

Naphtol β. Petites lames brillantes; inodore, fusible à 122°.

Prép. — *Naphtol α.* On l'obtient en projetant du
sulfonaphtalate de plomb en poudre dans de la potasse fondue. Il se purifie par distillation dans la vapeur d'eau et par cristallisation dans l'eau bouillante.

Naphtol β. On fond avec la potasse des sulfonaphta-
lates β de soude ou de plomb.

Prop. thér. — Le naphtol β est préconisé par le
Prof. Bouchard, comme antiseptique de l'intestin, dans
la fièvre typhoïde, et, comme antiseptique de l'estomac, dans le cas de dilatation. On l'associe assez
souvent au salicylate de bismuth.

D'après le professeur Rapon, il serait un bon
remède contre la gale, quoique très irritant.

Mode d'emploi. Doses. — Usage externe : solution
de 4 à 5 grammes, pour 1,000 grammes d'eau alcoo-

lisée. — Pommade à base d'axonge ou de lanoline à 10 p. 100, à 5 p. 100 dans le prurigo, et à une dose plus faible pour l'eczéma. — Usage interne, à la dose de 10 à 30 centigr. (Bouchard) :

Naphtol α........................	0^{gr},20
Eau distillée........................	500 grammes.

pour 4 lotions par jour, ou

Naphtol α........................	0^{gr},10
Vaseline........................	30 grammes.

Préconisé par le Dr Panas contre le pannus.

Naphtol β........................	50
Alcool........................	100

Eau bouillante 10 litres (Drs Bouchard et Fernet).

Naphtol β........................	5 à 15 grammes.
Alcool à 60°........................	1 litre.
Naphtol β........................	100
Camphre........................	200

Ces différentes formules ont été préconisées par le Professeur Ch. Bouchard pour l'antisepsie externe.

Naphtol diiodé. $C^{20}H^6I^2O^2Eq.$

SYN. — Iodnaphtol β.

PRÉP. — M. Braille, pharmacien, l'a obtenu en traitant en poids moléculaires le naphtol β en solution alcaline par une solution aqueuse d'iode dans l'iodure de potassium, en présence de l'hypochlorite de soude.

DESC. — Poudre jaune verdâtre à odeur légèrement iodée, sans saveur. Insoluble dans l'eau, très soluble dans le chloroforme, peu soluble dans l'alcool, l'éther et l'acide acétique. Chauffé le naphtol d'iiodé dégage des vapeurs d'iode (Braille).

Prop. thér. —Le naphtol diiodé est un antiseptique succédané de l'aristol et qui remplace avec avantage l'emploi de l'iodoforme dans les fièvres infectieuses. Il rend de bons services dans les affections cutanées notamment dans la destruction de l'acarus de la gale et contre le psoriasis.

Mode d'emploi. Doses. — On l'emploie en poudre en saupoudrant les plaies, et en pommade à 10 ou 20 parties de naphtol diiodé pour 90 ou 80 parties de vaseline.

Naregamia alata W. et A. — Syn. — Ipécacuanha de Goa.

Desc. — Plante de la famille des Méliacées, originaire de l'Inde.

Comp. — Contient une huile, de la cire et un alcaloïde, la *narégamine* (Hooper).

Prop. thér, — Le suc de la plante est employé contre le psoriasis. La racine est émétique et cholagogue, combat les embarras gastriques, le rhumatisme et les indigestions. A petites doses, c'est un expectorant utile dans les affections catarrhales et la bronchite des enfants.

La teinture réussit très bien dans l'emphysème, en fluidifiant les crachats et en diminuant la sécrétion.

Mode d'emploi. Doses. — Poudre, $1^{gr},20$. — Teinture, de 2 à 6 gouttes, toutes les heures.

Nectandra amara L. — Desc. — Arbre de la famille des Lauracées, qui croît en abondance au Brésil, province de Saint-Paul.

Partie employée. — L'écorce de la tige.

Comp. — L'écorce a été analysée par le Dr Peckolt et Ch. Girard, qui ont isolé un alcaloïde analogue à la bébérine.

Prop. thér. —Le Dr G. Cameria et P. Barreto l'ont

expérimenté dans de nombreux cas d'anémie géné-
rale et d'atonie gastro-intestinale. Les Drs Figuiera et
Werneck ont trouvé dans le nectandra amara un excellent remède contre le bériber, la fièvre jaune et le ty-
phus. On l'a employé avec succès dans le catarrhe
intestinal, la lienterie, les coliques, les diarrhées, l'en-
téro-colite et la mésentérite. On l'emploie vulgaire-
ment à Saint-Paul pour la dentition des enfants et le
mal de mer.

MODE D'EMPLOI. — M. Antero Leivas, pharmacien à
Saint-Paul, a préparé avec le Nectandra amara une
teinture 1/5e que l'on administre à la dose de
5 grammes ; un vin à la dose de 3 petits verres par
jour ; un élixir à prendre à la dose de 20 grammes ;
des pilules d'extrait aqueux de Nectandra à la dose de
0gr,20, 2 à 3 fois par jour.

Nectandra Rodiœi. — SYN. — Bibiru, Bebeeru.

DESC. — Arbuste de la famille des Lauracées qui
croît à la Guyane.

COMP. — Contient deux alcaloïdes, la *bibirine*
$C^{18}H^{21}AzO^3$, et la *nectandrine* $C^{20}H^{23}Az\ O^4$ (Maclagan).

PROP. THÉR. — On l'emploie contre les migraines,
les névralgies périodiques et les ménorrhagies. L'alcaloïde est usité contre les fièvres intermittentes, dans
le cas où la quinine ne peut être supportée.

MODE D'EMPLOI. DOSES. — Décoction et vin, même
préparation et même dose que pour le quinquina.
— Poudre d'écorce, de 1 à 3 grammes. — Bibirine,
de 0,05 à 0,5 en pilules ou solution.

Nerium Oleander L. — SYN. — Laurier-rose.

DESC. — Plante de la famille des Apocynacées,
qui croît en Algérie. On ne doit se servir que du
laurier-rose provenant des pays chauds.

PART. EMPL. — Les feuilles et l'écorce.

Comp. — Contient un alcaloïde, l'*oléandrine*.

Prop. phys. — Exerce sur le cœur une action puissante, qui diffère peu de celle de la strophanthine et de la digitaline ; c'est un poison très actif. Il ne reste pas dans l'organisme (Dujardin-Beaumetz, Pouloux).

Prop. thér. — Dans l'asystolie, due à des lésions cardiaques ou rénales, il agit comme tonique sur le cœur et augmente les sécrétions. Il semble devoir être utile dans les cas où l'on emploie le strophanthus (Dr Huchard).

La teinture de *Nerium Oleander* est préparée avec les feuilles fraîches du *Nerium Oleander* d'Italie.

Comme dans l'usage prolongé de la digitale il y a une accoutumance pour ce médicament, Von Œfele a proposé cette teinture, dont l'action est la même, pour remplacer, de temps à autre, la digitale. Après son usage, le pouls devient lent, régulier et fort ; presque toujours, on remarque une augmentation de la densité des urines. Pour la pratique, il recommande la formule suivante :

Teinture de nerium oleander	10
Eau de menthe	1

20 gouttes 3 fois par jour.

Mode d'emploi. Doses. — Extrait hydro-alcoolique, de 2 à 6 centigrammes par jour ; on augmente la dose graduellement et avec précaution, jusqu'à 12 centigrammes. — Teinture au 1/5, de 5 à 10 gouttes par jour.

Neurodine. $C^{11}H^{13}AzO^4$.

Syn. — Acétylparaoxyphényluréthane.

Prép. — On l'obtient en acétilant le paraoxyphényluréthane, en le chauffant avec l'anhydride acétique (Merck).

Desc. — Ce composé forme des cristaux incolores,

inodores, fondant à 87 degrés, peu solubles dans l'eau (1 dans 1400 d'eau à 15 degrés), solubles dans 140 d'eau bouillante.

A la dose de 50 centigrammes, la neurodine abaisse la température de 2°,5 à 3 degrés. Elle baisse graduellement, atteint son point le plus bas trois ou quatre heures après l'ingestion et remonte ensuite légèrement. Cette chute s'accompagne souvent d'une abondante perspiration, et parfois l'élévation ultérieure coïncide avec la cyanose ou les vomissements. On n'a jamais observé de symptômes de collapsus.

PROP. THÉR. — D'après Von Mering, les expériences sur les animaux ayant montré l'inocuité à doses quotidiennes de 2 à 3 grammes, la neurodine fut employée chez l'homme dans vingt-quatre cas d'affections fébriles (fièvre typhoïde, pneumonie, pleurésie, érysipèle, scarlatine) et trente cas d'affections névralgiques (migraines, tumeur cérébrale, troubles rhumatismaux, névralgie du trijumeau, sciatique, ataxie locomotrice).

Les observations faites depuis deux ans par le Dr Von Mering lui font recommander la neurodine comme un antinévralgique prompt et efficace, à la dose de 1 gramme à 1^{gr},50, serait un succédané de la phénacétine dans le traitement de la migraine et des différentes névralgies. Les douleurs disparaissent une demi-heure après l'absorption de ce médicament.

Ce serait également un antipyrétique ; la dose de 0^{gr},50 suffit pour faire baisser la température de 2 à 3 degrés. Mais cet effet est si rapide, qu'il produit quelquefois différents accidents : cyanose, transpiration, etc.

MODE D'EMPLOI. DOSES. — Ce médicament ne doit pas être employé comme antipyrétique, mais seulement comme antinévralgique à la dose de 1 gramme en cachets. Cette dose pourrait être, dans certains cas, portée jusqu'à 4 et même 6 grammes.

Ouabaio. — Desc. — Poison employé par les Somalis pour leurs flèches; il est tiré d'une plante déterminée par M. Poisson, l'*Acocanthera Ouabaio*, voisin des Carissa, de la famille des Apocynacées.

Comp. — M. Arnaud a obtenu de l'extrait aqueux, de la racine et du bois un glucoside cristallisé appelé *ouabaïne*, qui a pour formule $C^{30}H^{46}O^{12}$. L'ouabaïne est identique à la strophanthine; elle se retrouve même dans le strophanthus glabre du Gabon (Arnaud).

Ce principe est blanc, inodore, de peu d'amertume, un peu soluble dans l'eau froide, mais entièrement dans l'eau bouillante. Son meilleur dissolvant est l'alcool concentré et chauffé modérément. Il est insoluble dans le chloroforme, l'alcool absolu et l'éther anhydre; il fond à 200°.

Prop. phys. — D'après les Drs Rondeau et Gley, 2 milligrammes tuent un chien, pesant environ 12 kilogrammes, en quelques minutes.

Prop. thér. — M. Jeannel a fait usage dans la coqueluche de l'ouabaïne qu'il employait d'abord en raison de sa toxicité à des doses extrêmement minimes, qu'il a portées ensuite à 1 millième de grain (soit 0,00006), toutes les trois heures, chez des enfants de cinq ans. Les accès sont devenus moins fréquents, moins graves; par exception, et dans deux cas graves, la dose a été portée à 1 deux-cent-cinquantième de grain (0,00025). Il a ainsi traité quarante-neuf enfants, dont vingt-cinq ont été guéris.

Sans guérir, l'ouabaïne donne de bons résultats dans tous les stades de l'affection. Dans la première période, elle diminue la durée des accès; dans la seconde période, elle rend l'affection moins grave; et dans la troisième, elle abrège la convalescence.

La meilleure préparation est la solution dont une goutte représente un millième de grain d'ouabaïne.

Doses. — 1/10 de milligramme.

Pambotano. — Syn. — *Calycandra Houstoni* Rich. ou *Cordyla Houstonia*.

Desc. — Petit arbuste de la famille des Légumineuses-Schwartziées, qui pousse dans les terres chaudes du Mexique et en Cochinchine.

Comp. — M. Nicolas R. de Arellano, au Mexique, et MM. Villejean et Bocquillon ont fait l'analyse de la plante. Ils ont trouvé du tannin, des matières grasses, une résine soluble, pas d'alcaloïde. M. Bocquillon a isolé un glucoside. Les principes actifs sont solubles dans l'eau et l'alcool.

Prop. thér. — C'est un amer de premier ordre et il est employé contre les fièvres. Au Mexique, les Drs Morales et Labato ont obtenu de bons résultats dans les fièvres paludéennes si communes dans ce pays. En France, M. le Dr Valude (de Vierzon) a obtenu des succès contre les fièvres de toute nature (fièvres paludéennes, fièvre typhoïde, grippe, tuberculose).

Mode d'emploi. Doses. — Teinture. — Décoction. Le Dr Valude préconise la décoction avec 70 grammes d'écorce, à prendre en une fois. — Élixir.

Pao pareiro. — Syn. — *Geissospermum læve* H. B.

Desc. — Arbre de grande taille, de la famille des Apocynacées, qui croît au Brésil.

Comp. — Contient un alcaloïde, la *paréirine* ou *geissospermine* $C^{19}H^{24}Az^2O^2$, étudié par Bochefontaine et Cypriano de Freitas.

Prop. thér. — L'écorce jouit, au Brésil, d'une grande réputation comme tonique et surtout comme fébrifuge, ralentit les battements de cœur et la respiration.

Le chlorhydrate de paréirine, employé à la dose de 2 grammes, agirait très efficacement contre les fièvres rebelles au sulfate de quinine.

Mode d'emploi. Doses. — Décoction (30 grammes par litre d'eau), un à deux verres par jour.

Paico. — Desc. — Sous ce nom on désigne au Chili, où il croît abondamment, l'*Ambrina ambrosioïdes* et l'*A. chilensis* (Chénopodiacées), formant deux variétés distinctes.

Prop. thér. — Il a été étudié au Chili par Barrientos, et divers médecins ont eu l'occasion d'apprécier ses effets comme stomachique. Il semble spécialement indiqué dans les catarrhes chroniques de l'appareil digestif, et surtout quand il existe de l'atonie de la tunique musculaire de l'intestin.

Parties employées. — Les parties employées sont les sommités fleuries.

Prop. physiol. — Ses propriétés paraissent être dues à une huile essentielle de couleur jaune ambré, d'odeur assez aromatique et caractéristique du paico. Ce serait un bon succédané de la menthe.

Mode d'emploi. Dose. — On l'emploie sous forme d'élixir, vendu sous le nom de *païcoline*. On épuise 400 grammes de paico par 600 grammes d'alcool à 20°, dans un appareil à déplacement; on filtre et on ajoute 400 grammes de sirop simple. Dose : une cuillerée à soupe avant les repas.

L'extrait fluide s'administre à la dose de 20 à 30 gouttes. La poudre, à la dose de 20 centigrammes, dans les cachets, quelquefois associée au cascara sagrada.

Paraforme. — Syn. — Aldéhyde formique polymérisé.

Desc. — Substance blanche, cristalline, insoluble dans l'eau.

Prop. physiol. — Le Dr Aronsohn a comparé les effets du paraforme avec ceux de l'iodoforme, du dermatol, du salol, du naphtol-β, du benzo-naphtol, il a constaté que seuls le paraforme et le naphtol-β entravaient complètement le développement des bactéries.

Pour empêcher le développement des bacilles typhiques, il faut employer une solution de naphtol-β à 1/3000° ; le paraforme en solution à 1/50000° jouit de la même action : il est donc supérieur au naphtol-β.

Avec 0^{gr},05 de paraforme, on stérilise 200 grammes d'urine ; pour obtenir le même résultat, il faut 0^{gr},15 de naphtol-β.

Les souris tolèrent bien le paraforme. Les chiens de taille moyenne peuvent en ingérer jusqu'à 3 à 4 grammes sans inconvénient.

Le Dr Aronsohn a absorbé jusqu'à 5 grammes de paraforme sans éprouver le moindre dérangement.

L'action physiologique du paraforme ressemble à celle du calomel. Les doses qui dépassent 3 à 4 grammes déterminent des selles abondantes, alors que des doses plus faibles provoquent plutôt de la constipation.

Prop. thér. — L'aldéhyde formique polymérisée est un agent antiseptique qu'on peut employer surtout pour la désinfection du tube intestinal. En chirurgie, il peut être usité pour la désinfection des objets de pansement et pour celle des locaux. Son principal avantage est de pouvoir agir à l'état de vapeurs.

Mode d'emploi. Doses. — Le Dr Aronsohn a soigné environ vingt enfants atteints de choléra nostras en leur administrant le paraforme aux doses de 0^{gr},50 et de 1 gramme, et il a observé les mêmes effets qu'avec le calomel.

Pedalium Murex L. — Desc. — Plante de la famille des Pédaliacées, qui croît dans l'Inde.

Part. empl. — Le fruit.

Prop. thér. — Employé contre la dysurie, la blennorrhagie et les inflammations des voies urinaires. Usité comme lithontriptique et considéré comme aphrodisiaque.

Mode d'emploi. Doses. — Infusion de 30 grammes de fruit concassé, dans 500 grammes d'eau bouillante, on laisse macérer deux heures et on filtre; à prendre en 24 heures, par dose de 60 grammes.

Peganum Harmàla. — Syn. — Harmel ou Armel.

Desc. — Plante de la famille des Rutacées-Zygophyllées, qui croît en Espagne, en Égypte et en Russie méridionale. La plante a une odeur forte et désagréable, semblable à celle de la rue, un goût persistant, amer et résineux.

Comp. — Contient deux alcaloïdes, l'*harmaline* et l'*harmine*. $C^{13}H^{14}Az^2O$ et $C^{13}H^{12}Az^2O$ (Gobel).

Part. empl. — Les graines.

Prop. thér. — Sudorifique, antihelminthique, emménagogue, employé contre l'aménorrhée.

Mode d'emploi. Doses. — Teinture 1/5, à la dose de 30 gouttes.

Pental. Formule $(CH^3)^2C^2HCH^3$. — Syn. — Triméthyléthylène, Bisoamylène.

Desc. — Liquide mobile, incolore, neutre, facilement inflammable, brûlant avec une flamme très éclairante, doué d'une odeur éthérée particulière et d'une saveur douceâtre. Son poids spécifique est, d'après R. Schiff, de 0,678 à 0°.

Pʀᴇ́ᴘ. — Le triméthyléthylène se prépare en distillant l'alcool amylique de fermentation en présence de chlorure de zinc fondu. On n'obtient pas ainsi du triméthyléthylène pur, mais un mélange composé surtout de ce carbure (environ 50 p. 100) et de *pentane*, C^5H^{12}. Ce mélange est l'amylène brut. On le refroidit à — 20° et on l'agite avec de l'acide sulfurique étendu de 1/2 volume d'eau (3 vol.) également réfroidi à — 20°. En opérant à cette basse température on évite la polymérisation de l'amylène qui se forme toujours à la température ordinaire.

Le triméthyléthylène se dissout en donnant avec l'acide une combinaison que l'on sépare et que l'on distille après l'avoir étendue d'eau. Le produit qui distille est un mélange de triméthyléthylène et d'alcool amylique tertiaire. Ce dernier corps entrant en ébullition vers 100°, tandis que le triméthyléthylène bout à 36-38°, on les sépare aisément par distillation fractionnée.

Pʀᴏᴘ. ᴛʜᴇ́ʀ. — Administré comme le chloroforme sur une compresse à la dose de 20 centimètres cubes, provoque, au bout de trois à quatre minutes, un sommeil peu profond, mais suffisant pour permettre de petites opérations chirurgicales.

Il présente sur le chloroforme les avantages suivants : son odeur est agréable, il ne provoque ni vomissements, ni céphalalgie, ne trouble pas les fonctions du cœur et du poumon. Il ne produirait pas de phénomènes d'excitation chez les buveurs, et la narcose pourrait être prolongée à volonté, car il n'y a pas d'accoutumance. D'après Weber, il permettrait d'opérer avant la résolution complète et déterminerait chez l'opéré un état analogue à l'hypnose.

Petiveria alliacea L. — Sʏɴ. — Racine du Congo, Herbe aux poules.

Desc. — Arbuste de la famille des Phytolaccacées, qui croît au Congo, en Guinée et dans l'Amérique du Sud.

Prop. thér. — Les feuilles sont diurétiques, sudorifiques, antispasmodiques, employées dans l'ischurie, l'hystérie, l'hydropisie et la fièvre jaune. Aux Antilles, la racine est employée comme odontalgique ; à Porto-Rico, on la donne aux nouvelles accouchées pour prévenir les accidents des suites de couches.

Mode d'emploi. Doses. — Décoction, administrée tous les quarts d'heure, par verrée.

Phénacétine ou **Phénédine**. — Syn. — Para-acétphénétidine.

Desc. — Poudre légèrement rougeâtre, sans odeur ni saveur; sa solubilité, très faible dans l'eau, atteint un degré un peu plus élevé dans la glycérine ; son dissolvant par excellence est l'alcool à chaud. Le point de fusion est 132°.

Prép. — Dérivé acétylé de la phénétidine, c'est-à-dire de l'éther éthylique du paraamidophénol. On fait réagir sur l'amidophénétol, l'anhydride acétique, ou le chlorure d'acétyle. On emploie le paranitrophénol pour préparer le paraamidophénétol. Ce composé est réduit par l'acide chlorhydrique et l'étain, on obtient le paraamidophénol. Si enfin on fait agir sur ce dernier corps l'iodure ou le chlorure de méthyle, on a le paraamidophénétol.

Comp. — Sa composition répond à la formule :
$$C^6H^4 — O.C^2H^5 — NH (CO — CH^3).$$

Prop. thér. — Antipyrétique et fébrifuge. L'abaissement de la température qu'elle produit est plus durable que celui obtenu par l'antipyrine, et il ne survient ni frissons, ni vomissements, ni nausées. On dit aussi avoir obtenu des succès dans le traitement des névralgies.

MM. Dujardin-Beaumetz et Huchard insistent sur ses propriétés fébrifuges, analgésiques, antithermiques et antipolyuriques, qui sont équivalentes à celles de l'antipyrine et de l'acétanilide.

M. Sommer confirme l'action antifébrile de la phénacétine à la dose de 2 décigrammes (enfants), 4 décigrammes (adultes), répétée deux, trois et quatre fois par jour, dans soixante cas de fièvre typhoïde, suivis de guérison. L'abaissement de la température atteint toujours 1 ou 2 degrés centigrades trois heures après l'administration de ce médicament.

La phénacétine n'est toxique que quand elle contient du phénol libre.

M. le Dr Lépine l'a essayée dans les sciatiques, les lumbagos, les migraines, et même dans les douleurs de la métrite et de la périmétrite, où les résultats ont été très favorables.

MODE D'EMPLOI. DOSES. — Cachets et dragées, de 25 à 50 centigrammes, dose maximum 2 grammes.

La dose la plus convenable pour un adulte est d'environ 50 centigrammes, entre 20 et 60 centigrammes.

Le Dr Taylor emploie extérieurement la phénacétine dans les douleurs rhumatismales aiguës. Il la prescrit sous la forme suivante :

Phénacétine........................	5 grammes.
Lanoline...........................	20 —
Huile d'olive......................	Q. S.

Frictionner les parties douloureuses.

Phénacétine........................	5 grammes.
Alcool.............................	1 litre.

On dilue le tout dans la moitié d'eau bouillante. Les compresses imbibées de cette composition sont ensuite appliquées sur les parties douloureuses.

Phénates de bismuth. — PRÉP. — En ajoutant une solution de nitrate de bismuth à des solutions de phénates alcalins, on obtient des précipités jaunes ou gris-bruns, insolubles dans l'eau, et qui, suivant le phénol dont on s'est servi, sont constitués par le phénolbismuth, le métacrésolbismuth ou le naphtolbismuth.

PROP. PHYSIOL. — Des essais faits avec ces produits par M. le Dr F. Jasenski, d'abord au laboratoire de M. le Dr M. Nencki, professeur de chimie biologique à l'Institut impérial de médecine expérimentale de Saint-Pétersbourg, puis sur l'homme sain et sur les malades du service de M. le Dr Th. Pasternatzky, professeur de clinique thérapeutique à l'Académie militaire de médecine de Saint-Pétersbourg, ont montré, que le phénolbismuth, le crésolbismuth et le β-naphtolbismuth, lorsqu'ils ont été ingérés, se décomposent dans l'estomac sous l'influence du suc gastrique, et dans l'intestin grêle sous l'influence du suc pancréatique, d'une part, en phénol, en crésol ou en napthol et, d'autre part, en bismuth. Le phénol et le crésol ainsi séparés du bismuth sont absorbés en entier dans le tube digestif et sont ensuite éliminés avec l'urine sous forme d'acides sulfoconjugués ou combinés avec l'acide glycuronique. Quant au naphtol, une partie seulement de cette substance passe dans l'urine, tandis que le reste est éliminé avec les matières fécales. Chez l'homme, la presque totalité du bismuth ingéré (96,4 p. 100) est rendue avec les excréments.

Malgré les propriétés toxiques des phénols, le phénolbismuth, le crésolbismuth et le β-naphtolbismuth, administrés à l'homme jusqu'à la dose de 5 grammes par jour pendant plusieurs semaines de suite, n'ont jamais exercé la moindre action nocive. Ce fait, analogue à celui qu'on observe pour l'acide phénique du salol, est dû probablement à la séparation lente des phénols d'avec le bismuth.

Prop. thér. — Les trois phénates de bismuth ont donné, aux doses de 1 à 3 grammes par jour, d'excellents résultats dans les catarrhes aigus et chroniques de l'intestin. Ils ont aussi amendé les troubles gastriques dans un cas de cancer de l'estomac et enrayé la diarrhée et les coliques chez deux malades atteints de cirrhose du foie. Un cas de rectite aiguë a été guéri après l'administration de deux lavements contenant chacun 2 grammes de phénolbismuth pour 60 grammes d'eau.

M. Jasenski pense que les phénates de bismuth sont appelés à rendre aussi des services dans le traitement des maladies infectieuses, surtout de la fièvre typhoïde et du choléra.

Phénédine. Voy. *Phénacétine.*

Phénocolle. — $C^{10}H^{14}O^2Az^2$.
Syn. — Amido-acét-paraphénétidine.
Desc. — Poudre blanche cristalline soluble à 17° dans 16 parties d'eau; la solution est neutre, incolore, devient alcaline au bout de quelques jours.
Sel employé. — Le chlorhydrate.
Prép. — On l'obtient en combinant la phénétidine et le glycocolle.
Prop. phys. — Le chlorhydrate de phénocolle est un antithermique et un analgésique, qui ne serait pas toxique, au dire du professeur Kobert (de Dorpat). On n'a pas signalé d'action nocive sur les reins même après d'assez fortes doses. L'urine prend une

teinte rouge brun qui se fonce encore après addition de perchlorure de fer. L'élimination du médicament est très rapide.

PROP. THÉR. — Employé par le Dr Mering comme antithermique, et il a obtenu d'aussi bons effets qu'avec l'antipyrine ou la phénacétine.

Préconisé par le professeur Kobert dans les fièvres des pthisiques, dans le rhumatisme articulaire aigu et dans les névralgies.

M. Herbel l'a employé avec succès dans plusieurs cas de tuberculose pulmonaire et de rhumatisme articulaire aigu.

MODE D'EMPLOI. DOSES. — Il se prend sous forme de poudre en cachets, à la dose de 0^{gr},50 à 1 gramme. 1 gramme de phénocolle équivaut, au point de vue des effets, à 1^{gr},50 ou 2 grammes d'antipyrine.

Phlorhizine. — Formule : $C^2H^{24}O^{10}$.

DESC. — Aiguilles soyeuses, fusible à 109°.

PRÉP. — Extraite de l'écorce de pommier. On traite la poudre d'écorce de racine de pommier par de l'alcool étendu, la solution décolorée par le noir animal et concentrée ensuite laisse déposer des cristaux de phlorhizine, pendant le refroidissement. Rendement 5 p. 100.

PROP. PHYSIOL. — Possède la propriété de déterminer un diabète physiologique ou expérimental qui cesse peu de temps après la cessation de son emploi.

DOSE. — Une dose de 5 décigrammes par kilogramme d'animal peut produire cet effet.

Phtalate de morphine. — DESC. — Corps amorphe, incristallisable.

PRÉP. — On prépare l'acide phtalique en oxydant la naphtaline par l'acide sulfurique et le bichromate de potasse.

M. Bombelon a combiné l'acide phtalique et la morphine. Il doit être préparé avec des produits absolument purs. La morphine doit être reprécipitée plusieurs fois de ses sels cristallisés, pour servir à la combinaison.

Prop. thér. — Convient pour les injections sous-cutanées de morphine; se conserve longtemps et l'acide phtalique n'a pas les inconvénients thérapeutiques des acides minéraux combinés à la morphine.

Mode d'emploi. Doses. — Solution à 2 grammes pour cent, on injecte une seringue Pravaz, soit 2 cent.

Phyllanthus Niruri L. — Syn. — *Yerba de quinino,* Quinine créole.

Desc. — Plante de la famille des Euphorbiacées, qui croît à Porto-Rico, à la Réunion, en Cochinchine et aux Antilles.

Prop. thér. — Excellent tonique amer, diurétique et désobstruant. Très réputé comme spécifique des fièvres intermittentes et que l'on peut employer même comme préventif. — Le suc est usité contre les plaies de mauvaise nature et les maladies parasitaires de la peau. — A doses répétées, il est purgatif et convient alors contre les fièvres intermittentes à forme splénique et hépatique.

Mode d'emploi. Doses. — Poudre, à la dose de 4 grammes. — Teinture 1/5, à la dose de 8 grammes, le matin.

Phytolacca decandra L. — Desc. — Plante de la famille des Phytolaccacées, qui croît aux Antilles, Guyane, la Réunion.

Prop. thér. — La racine est vomitive, purgative et un peu narcotique. Les vomissements sont sans douleurs ni spasmes. Altérant, résolvant, désobstruant, antisyphilitique et antiscorbutique. A l'extérieur, on l'emploie en pommade contre le sycosis et le favus.

Le D^r O'Daniel l'a employé à l'intérieur dans le traitement de l'orchite.

L'extrait, appelé *phytolaccin*, jouit de propriétés cholagogues.

Mode d'emploi. Doses. — Poudre de racine : comme émétique, de 60 centigrammes à 2 grammes ; comme altérant, de 5 à 30 centigrammes. — Extrait fluide, de 10 à 30 gouttes, toutes les 3 ou 4 heures. — Extrait (phytolaccin), de 6 à 25 centigrammes. — A l'extérieur, en pommade, seule ou associée à la belladone.

Pipérazine. Formule $C^2H^{10}Az^2$ (At.) — Syn. — Spermine, Diéthylediamine, Pipérazérine.

Prép. — Dans une solution de :

Dinitrosodiphénylepipérazine	10 kilogrammes.
Eau.........................	300 —

On envoie un courant rapide de gaz sulfureux jusqu'à parfaite dissolution du produit nitrosé. On ajoute alors :

Acide chlorhydrique	22^{kil},600

et évapore jusqu'à moitié du volume primitif. La liqueur contient alors du chlorhydrate de pipérazine et de l'acide amidophénoldisulfonique qui se sépare en partie par le refroidissement. Pour isoler la pipérazine, on alcalinise la liqueur filtrée avec 70 kilogrammes de lessive de soude caustique à 32 p. On distille avec de la vapeur d'eau jusqu'à ce que le liquide qui passe ne précipite plus par l'acide picrique.

Desc. — M. Finzelbach attribue à ce corps les propriétés suivantes : Poudre cristalline blanche, de réaction très alcaline, très peu soluble dans l'eau, s'emparant cependant de l'eau et de l'acide carbonique de l'air.

Elle a une constitution identique à celle de la diéthylènediamine de Hoffmann. C'est une base forte donnant avec les différents acides de véritables sels. Avec l'iodure double de bismuth et de potassium, elle donne un précipité cristallin, rouge écarlate, facilement reconnaissable sous le microscope. (Prof. Prunier).

PROP. PHYS. — Les expériences faites par M. van den Klep ont montré qu'on a exagéré l'action dissolvante de la pipérazine, en disant qu'elle était douze fois supérieure à celle du carbonate de lithine, car en expérimentant sur des calculs uratiques et non sur des cristaux d'acide urique, on constate que la pipérazine, au point de vue dissolvant, ne l'emporte pas sur le carbonate de lithine.

De plus, van den Klep admet, d'après ses expériences, que la pipérazine possède à un très haut degré la propriété d'entraver la désoxydation de l'oxyhémoglobine, ainsi que la peptonification de l'albumine.

Excitant général, elle possède la propriété de dissoudre l'acide urique, de relever la quantité d'urée, d'assurer les échanges physiologiques.

PROP. THÉR. — D'après le Dr Vogt, la pipérazine donne de bons résultats dans la gravelle urique, la goutte et les coliques néphrétiques.

D'autres recherches thérapeutiques la classent parmi les stimulants énergiques du système nerveux.

Le Dr Uspersky, de Saint-Pétersbourg, a utilisé avec succès dans le traitement de la phtisie pulmonaire la liqueur de Brown-Séquard : or, il est probable que la spermine, qui constitue le principe actif de cette liqueur, rendra les mêmes services.

D'après des expériences instituées avec la spermine par le Dr Peretti, sur des aliénés, l'état subjectif des malades s'améliore ; la force musculaire des bras mesurée au dynamomètre augmente; le sommeil devient meilleur; l'efficacité du produit est surtout manifeste dans les cas de psychoses par débilité générale chez les malades qui présentent de la dépression cérébrale et corporelle.

Le Dr Auguste Voisin et le Dr Schmidt conseillent ce médicament dans le traitement de la goutte :

1° A la dose de 1 gramme par 24 heures dans de l'eau simple ou de l'eau de Seltz.

2° En solution à 1-2 p. 100, la pipérazine ne provoque pas d'irritation des muqueuses : aussi cette solution est-elle propre aux lavages de la vessie et à la dissolution graduelle des calculs uratiques de la vessie.

3° Grâce à sa solubilité facile dans l'eau, on peut se servir de la solution suivante :

Pipérazine	0^{gr}1
Eau distillée	1 gramme.

pour faire des injections dans les tophus eux-mêmes.

4° Enfin la solution suivante :

Pipérazine	1-2	grammes.
Alcool	20	—
Eau distillée	80	—

peut être employée, sous forme de *compresses de Priessnitz*, en applications locales sur les tuméfactions goutteuses qu'elle influencera favorablement; ces applications viendront utilement en aide à la spermine administrée par la bouche.

La pipérazine agissant comme dissolvant non seulement sur l'acide urique, mais aussi sur les substances albuminoïdes servant pour la construction des concrétions, elle hâtera aussi la dissolution des calculs composés (urato-phosphatiques et urato-oxaliques). Il serait donc à recommander, dans ces cas, l'emploi prolongé de la spermine.

D. Gruber a étudié comparativement l'emploi du myrtil et de la pipérazine dans le traitement du diabète, ces deux substances ayant été récemment préconisées.

L'extrait de feuilles de myrtil donné à la dose de 30 centigrammes par jour n'a pas abaissé le taux du sucre, tandis que la pipérazine a été très efficace.

L'auteur emploie la pipérazine à la dose de $1^{gr},10$ par jour en 3 doses avant chaque repas. Les résultats obtenus furent très satisfaisants. Grâce à ce traitetement, le taux du sucre dans l'urine s'abaissa à 3 p. 100 environ, la soif diminua notablement, les forces se rétablirent. Toutefois le poids du corps, au lieu d'augmenter, diminua même un peu.

Mode d'emploi. Doses. — Injections sous-cutanées à la dose de 30 centigrammes par 1 gramme d'eau.

A l'intérieur, cachets médicamenteux à la dose de 50 centigrammes.

Dose maxima par jour 1 gramme.

Piscidia Erythrina L. — Syn. — *Jamaïca Dogwood*.

Desc. — Arbuste de la famille des légumineuses, tribu des Dalbergiées, qui croît aux Indes et aux Antilles. Doit son nom (Piscidia) à l'action stupéfiante qu'elle exerce sur les poissons et à la couleur éclatante de sa fleur rouge (ἐρυθρός, rouge).

Prop. thér. — Le Dr Landowski a reconnu à cette plante les propriétés sédatives et soporifiques signalées par le professeur Ott et le Dr Hamilton. Le Dr Landowski s'est servi de l'extrait fluide, préparé par Limousin, en suivant la méthode de la pharmacopée des États-Unis, c'est-à-dire que le poids de l'extrait représente exactement le poids de la substance employée.

Le D* Hutchison, de Glascow, a employé avec succès l'extrait fluide dans les cas de phtisie, bronchite des mineurs, catarrhe sec, névralgie faciale, insomnie, sciatique et coqueluche. Sédatif dans les névralgies, les migraines, la manie.

Mode d'emploi. Doses. — Extrait fluide, de 30 à 60 gouttes. — Décoction d'écorce, 4 grammes. — Teinture, 2 à 3 grammes par jour. — Sirop, contenant 1 gramme d'extrait par cuillerée :

> Teinture de piscidia erythrina...... 20 grammes.
>   —   de viburnum prunifolium. 20 —

préconisé par M. le D* Huchard, à la dose de 50 gouttes dans les vingt-quatre heures, contre les névralgies.

Plantago hispidula Rz. et P. — Syn. — *Plantago recumbens.*

Desc. — Graines de l'Inde, de la famille des Plantaginées, semblables au Psyllium; elles sont très légères; 160 graines pèsent 20 centigrammes et donnent beaucoup de mucilage.

Prop. thér. — Antidiarrhéiques. Employées contre la toux et les rhumes. Mélangées avec le sucre, elles constituent un régal pour les Chinois.

Dose. — 10 grammes de poudre de semences dans de l'eau sucrée.

Plumbago zeylanica L. — Syn. — Dentelaire.

Desc. — Plante de la famille des Plumbaginées, originaire de l'Inde et de la Réunion.

Prop. thér. — A l'état frais, les tiges sont vésicantes et caustiques. — Après dessiccation, elles activent la digestion, provoquent l'appétit et sont utiles contre la diarrhée, les hémorrhoïdes, la dyspepsie et les maladies de peau. On leur a attribué des propriétés abortives. La teinture est un antipériodique et un sudorifique énergique.

Plumieria alba L. — Syn. — Frangipanier, Bois de lait.

Desc. — Plante de la famille des Apocynacées, qui croît aux Antilles et à la Réunion.

Prop. thér. — Altérant, dépuratif, purgatif et anti-syphilitique. L'écorce agit efficacement dans la blennorrhagie. — Le suc laiteux est toxique et irritant, à la façon du suc des Euphorbiacées.

Mode d'emploi. — On emploie la décoction aux repas, au lieu de boisson ordinaire, à la dose de 1/2 litre par jour.

Poinsettia pulcherrima Grah. — Syn. — Fleur de feu, Poinsettie éclatante, Cataline.

Desc. — Plante de la famille des Euphorbiacées, qui croît dans l'Amérique centrale et aux Antilles.

Comp. — Elle contient essence, résine, matière colorante, acide tartrique, acide gallique, gomme, glucose, sucre, fécule (Dr de Artegos, Mexico).

Prop. thér. — Suc caustique. Fleurs galactogènes. Plante émeto-cathartique.

On emploie aussi la plante entière en cataplasmes résolutifs ou en fomentations pour guérir l'érysipèle. On utilise le suc dilué en collyre contre les maladies des paupières.

Mode d'emploi. Doses. — Suc concret. Suc dilué à 1 dixième. Infusion de fleurs à la dose de 8 grammes pour 500 grammes d'eau bouillante.

Polygonum avicularis L. — Syn. — Blé de sarrazin.

Desc. — Plante de la famille des Polygonacées, qui croît en France.

Prop. thér. — Le Dr Trapezni Koff recommande cette

substance laissée très employée dans la médecine populaire ; elle mérite d'attirer l'attention par son efficacité et l'innocuité de son action. Le polygonum est indiqué dans toutes les affections gastro-intestinales, où il agit comme styptique, sans avoir les inconvénients des autres médicaments antidiarrhéiques ; on n'observe pas de constipation à la suite de son emploi. On donne une décoction de 30 grammes de polygonum, pour 120 grammes de récipient ; à prendre par cuillerée à bouche. Sur 23 cas, l'auteur a eu 19 guérisons.

Ce médicament peut être très utile dans la clientèle pauvre, à la campagne, pendant des diarrhées saisonnières, et dans les diarrhées simples pendant l'épidémie cholérique.

On l'emploie encore dans la diarrhée simple et sanguine, dans l'hémoptysie et à l'extérieur comme hémostatique.

Mode d'emploi. — Infusion 30 gr. pour 360 gr., par cuillerée à bouche toutes les heures, ou en forme de teinture :

```
Polygonum ..,..............................  1 partie
Alcool à 70°.............................  2 parties.
```

Dans la diarrhée des adultes et des enfants; chez ces derniers de 2 à 30 gouttes, 2 à 3 fois par jour.

Psoralea pentaphylla L. — Syn. — Contrayerva du Mexique.

Desc. — Plante de la famille des Légumineuses-Papilionacées, qui croît au Mexique.

Part. empl. — Racine. Graines.

Prop. thér. — La racine est employée comme fébrifuge dans les fièvres malignes et comme alexitère contre la morsure des serpents.

Les graines sont stomachiques, toniques, mais elles sont émétiques à haute dose.

Mode d'emploi. Doses. — Décoction de la racine, à la dose de 30 grammes pour 1,000 grammes d'eau.

Pyoktanin. — Syn. — Pyoktanine, Pyoctène et Bactérioktène; de πύον, pus; ϰτείνειν ou ϰτένειν, tuer.

Desc. — Couleurs d'aniline préparées par M. E. Merck (violet de méthyle, auramine).

Prop. bact. — Le professeur Stilling, de Strasbourg, a étudié l'action antibactérienne des couleurs d'aniline. Dans les recherches qu'il a faites avec le Dr Vortmann, il s'est servi du violet de méthyle. Dans une solution au millième, la viande se conserve plus de six jours à la température de 25° sans qu'il se développe de bactéries.

Dans une solution à 1 gramme pour 3,000 grammes d'eau renfermant de l'extrait de viande et du sucre, il ne se forme pas de Penicillium glaucum. Les bactéries du pus sont tuées par le contact d'une solution à 1 gramme pour 64,000 grammes d'eau.

Prop. thér. — Ces auteurs ont obtenu les meilleurs résultats de l'application de ce corps à la chirurgie et à l'oculistique pour le traitement des plaies et ulcérations. Il serait, d'après eux, un produit supérieur au sublimé. Ils ont expérimenté un pyoktanin bleu pour les usages chirurgicaux, et un pyoktanin jaune (auramine) pour l'oculistique. Ils ne sont pas toxiques; ils sont inodores et cicatrisants.

M. Bresgen a essayé la pyoktanine dans 18 cas de cautérisations nasales pour influencer favorablement l'inflammation et la suppuration post-opératoires.

La pyoktanine bleue sous forme de tablette fut employée en solution de 2 : 1,000. Immédiatement après la cautérisation on badigeonnait la muqueuse avec de l'ouate imbibée de cette solution.

Le résultat de ce traitement consistait dans une diminution de l'inflammation et des douleurs, et la sécrétion purulente fut diminuée.

Usité contre la blennorrhagie en solution à la dose de 1 p. 100 en injections.

MODE D'EMPLOI. DOSES. — Poudre. — Pommade de 1 à 2 p. 100. — Coton et gaze à 1 p. 100.

INCONVÉNIENTS. — Ils colorent la peau, mais on peut faire disparaître les taches par une solution d'hypochlorite de soude ou par de la teinture de savon.

Québracho. — SYN. — *Aspidosperma quebracho.*

DESC. — Arbre de la famille des Apocynacées, qui croît au Chili.

COMP. — Contient du tannin en grande quantité, un alcaloïde, l'*aspidospermine* $C^{44}H^{28}Az^2O^4$. Les sels sont solubles dans l'eau. Elle contient deux sucres, la *québrachite* $C^{14}H^{14}O^{12}$ et l'*inosite* lévogyre (Tanret).

L'alcaloïde, soluble dans l'alcool et l'éther, peu soluble dans l'eau, possède le goût, l'action physiologique et presque la composition de la quinine.

PART. EMP. — Les racines.

PROP. THÉR. — Fébrifuge et tonique, au même degré que le quinquina. Usité dans les maladies des voies respiratoires, agit comme antipyrétique dans la dyspnée; son action est bonne dans l'emphysème, la bronchite et la pleurésie. La teinture hâte la cicatrisation des plaies et des brûlures, elle empêche l'inflammation et la formation du pus.

PROP. PHYS. — Tous les alcaloïdes du québracho sont toxiques; ceux qui le sont le plus sont la *québrachine* et l'*hypoquébrachine*, qui agissent sur la motilité et produisent des convulsions et de la paralysie. L'*aspidospermine pure* est la   moins toxique.

Prop. thér. — MM. Huchard et Eloy ont signalé ses propriétés antithermiques; d'autres ont vanté ses effets dans les affections pulmonaires, contre la dyspnée, quand elle est d'origine fonctionnelle.

Tous les alcaloïdes du québracho provoquent l'hypersécrétion des reins, des glandes intestinales et salivaires; tous sont antithermiques, mais c'est la *québrachine* qui jouit de cette propriété au plus haut degré.

L'*aspidospermine pure*, seule, est antidyspnéique.

Mode d'emploi. Doses. — Poudre d'écorce, à la dose de 30 à 50 centigrammes par jour; teinture (à 1 p. 5) à la dose de 2 à 4 gr.; extrait fluide à la même dose que la poudre.

Aspidospermine pure, à la dose de 5 à 10 centigrammes par jour; souvent on l'administre par voie hypodermique, et on injecte alors une seringue (1 gramme) d'une solution de chlorhydrate d'aspidospermine contenant 50 centigrammes de ce sel pour 10 grammes d'eau.

Mode d'emploi. Doses. — Écorce de la racine, en prises ou cachets, 4^{gr},50 par jour. — Extrait fluide, 4 grammes. — Teinture 1/5, de 2 à 8 grammes.

Quinine (Chlorhydrosulfate de).
Formule : $(C^{20}H^{24}Az^2O^2)2\,HCl,SO^4H^2,3\,H^2O$.
Syn. — Sulfochlorhydrate de quinine.
Descr. — Le *chlorhydrosulfate*, préparé par M. Grimaux à la suite de conceptions théoriques, est bien une espèce chimique et non un mélange. Ce sel est très facilement soluble dans l'eau : il se dissout dans son poids d'eau à la température ordinaire; il est donc dans des conditions très favorables pour être absorbé par les voies digestives, tandis que le sulfate

médicinal exige plus de 700 parties d'eau, et ne paraît se dissoudre dans l'estomac qu'à la faveur de l'acide du suc gastrique.

PROP. THÉR. — Ce sel double est appelé à rendre de véritables services dans le traitement des fièvres intermittentes, surtout dans les cas qui exigent une action rapide et sûre, et en général dans les indications qui, par la périodicité du phénomène morbide, ressortissent à l'action de la quinine.

Cette facile solubilité le rend aussi très maniable pour les injections hypodermiques : une solution préparée avec 5 grammes de sel et 6 centimètres cubes d'eau renferme, par centimètre cube, 50 centigrammes de sel.

Enfin, un autre de ses avantages, c'est que, pour le même poids, il renferme la même quantité de quinine que le sulfate médicinal cristallisé, avec 7 molécules d'eau : il contient, en effet, pour 100, 74,2 de quinine, et le sulfate médicinal à 7 H^2O en contient 74,3 ; il doit, conséquemment, être prescrit aux mêmes doses que ce dernier.

Rauwolfia canescens L. — DESC. — Plante de la famille des Apocynacées, qui croît aux Antilles.

PROP. THÉR. — Le suc est très vénéneux et, absorbé, il produit l'inflammation du canal intestinal. Mélangé avec de l'huile de ricin, l'extrait d'écorce est employé avec succès pour guérir les affections parasitaires de la peau. L'infusion d'écorce est utile dans les ulcérations de la syphilis.

Résine de Kaori. — DESC. — Cette résine provient d'une Conifère, le *Dammara australis* Don., originaire de la Nouvelle-Zélande et de la Nouvelle-Calédonie. Elle est employée pour la préparation des vernis et on en distingue deux sortes : l'une, fossile, qui est plus appréciée dans le commerce ; l'autre, que l'on récolte sur l'arbre, qui est soluble dans l'alcool à 90° et l'éther, et à peine soluble dans l'essence de térébenthine.

Comp. — L'étude chimique a été faite par Thomson en Angleterre, Dulk en Allemagne, et H. Bocquillon en France. Ils ont trouvé, par distillation sèche, une essence appelée *dammarol* par Thomson et *dammarylène* par Bocquillon, formule $C^{40}H^{28}O^3$ ou $C^{45}H^{36}$. Il reste une résine acide, *acide dammarique*, $C^{40}H^{30}O^6$, formant des sels transparents cristallisés, et une résine neutre, le *dammaryle* de Dulk, carbure d'hydrogène ayant pour formule $C^{45}H^{12}$.

Prop. thér. — Préconisée par M. le Dr Forné dans les affections cutanées, où elle peut remplacer le collodion et la traumaticine.

Donnée à l'intérieur, elle aurait aussi une action favorable contre le catarrhe vésical.

La solution alcoolique, sirupeuse, d'odeur agréable, peut remplacer le collodion dans le pansement des plaies, et la teinture de benjoin dans le pansement de la carie dentaire.

La solution de cette résine dans son essence peut être employée pour les préparations histologiques, comme le baume de Canada.

Résol. — Prép. — On obtient ce corps en saponifiant 1,000 p. de goudron de bois par 200 p. de potasse caustique, et en y incorporant 200 p. d'alcool méthylique.

Prop. thér. — Les expériences ont été faites par l'application de la méthode la plus exacte et la plus en vogue à présent, quand il s'agit des exigences de la vie pratique. Les résultats auxquels Hedman est arrivé se résument comme ci-après : des bacilles de l'iléo-typhus, dilués dans une solution de résol à

3 p. 100, furent anéantis dans cinq minutes, tandis que le bacterium coli commune n'était pas complètement tué en dix minutes dans une solution de la même concentration. Le vibrion du choléra asiatique était encore plus facile à assimiler par une solution de résol de la même concentration. Aussi le bacillus Finkler-Prior succomba aisément. La force de résistance du bacillus anthracis était fort différente. Contre les staphylococci pyogenes aureus et albùs, le résol se montrait comme un désinfectant tout à fait insuffisant, tandis que le *streptococcus pyogenes* fut tué immédiatement. Une solution de résol de 8,3 p. 100 (mélange de résol, 20 : 100 d'eau avec fèces) avait presque stérilisé les excréments après une action de quatre heures. La fétidité des excréments fut abolie dans quelques secondes par mélange avec une solution de résol très concentrée.

Résorcine. — Formule : $C^6H^6O^2$.

PRÉP. — On l'obtient en faisant agir la potasse en fusion sur le galbanum, la gomme ammoniaque. On l'obtient en dissolvant la benzine chlorée dans l'acide sulfurique; on forme le sel de potassium qu'on traite par la potasse, puis par l'acide chlorhydrique.

PROP. THÉR. — Antiputride, antifermentescible, coagule les liquides albumineux de la fibrine à l'intérieur.

Le Dr Leblond a trouvé que cette substance contribuait puissamment à dissocier les fausses membranes, et il a obtenu la guérison dans des cas où d'autres traitements avaient échoué.

Le Dr Moncorvo (de Rio-Janeiro) se loue beaucoup de l'emploi de cette substance dans la coqueluche. Il reconnaît la nature parasitaire de cette maladie, qui serait due à la présence de micrococci, proliférant, en nombre prodigieux, sur la muqueuse qui tapisse la région sus-glottique du larynx. Dans tous les cas où la résorcine a été appliquée directement, elle a réussi à faire décroître rapidement le nombre des quintes et leur intensité, amenant la guérison dans un délai de 20 jours à 1 mois.

Elle possède des propriétés antivomitives.

MODE D'EMPLOI. DOSES. — Badigeonnages avec la solution suivante :

> Résorcine chimiquement pure....... 1 gramme.
> Eau distillée ou glycérine.......... 15 —

Se servir d'un pinceau courbe à longue hampe. Un badigeonnage, toutes les heures, jour et nuit. — A l'intérieur, de 2 jusqu'à 4 grammes.

Rhus aromatica Ait. — SYN. — Sumac odorant.

DESC. — Arbuste de la famille des Térébinthacées, originaire de l'Amérique septentrionale.

PROP. THÉR. — Aux États-Unis, on en fait usage contre le diabète. Il agit comme excitant de la fibre musculaire de la vessie et de l'utérus. Le Dr Unna le recommande comme spécifique dans l'incontinence d'urine des enfants. On l'emploie aussi contre la ménorrhagie, les hémorrhagies, les sueurs et la diarrhée des phtisiques.

MODE D'EMPLOI. DOSES. — Extrait mou, de 15 à 60 centigrammes, matin et soir. — Extrait fluide, 3 grammes. —Poudre de plante, 2^{gr},50, par jour.

Rumex crispus L. — DESC. — Plante de la famille des Polygonacées, qui croît dans l'Amérique du Nord.

COMP. — Le principe actif est la *rumicine*.

PROP. THÉR. — Dépuratif, altérant et tonique, très vanté dans le traitement de l'obésité.

MODE D'EMPLOI. DOSES. — Teinture 1/10, de 5 à 20 gouttes. — Rumicine, de 1 à 2 centigrammes.

Sabattia angularis Pursh. — Syn. — *Chironia angularis* Mich.

Desc. — Plante de la famille des Gentianacées, qui croît aux États-Unis.

Comp. — Contient de l'érythrocentaurine (Huntker).

Prop. thér. — Tonique très amer, non astringent, d'un emploi populaire contre les fièvres intermittentes et rémittentes. Elle excite l'appétit et favorise la digestion.

Mode d'emploi. Doses. — Plante pulvérisée, de 2 à 4 grammes. — Infusion 30 grammes pour 100 grammes d'eau, à la dose de 30 à 60 grammes.

Saccharine. — Syn. — Acide anhydro-sulfamidobenzoïque. La saccharine a été découverte en 1879 par M. Fahlberg, chimiste à New-York.

Desc. — Peu soluble dans l'eau, elle a une réaction acide, décompose les carbonates, n'agit pas sur la lumière polarisée, se transforme facilement en acide salicylique et n'a pas le caractère essentiel du sucre, de produire de l'alcool par la fermentation.

Prép. — On prend du toluène que l'on transforme à l'aide de l'acide sulfurique à 66° en acide sulfoconjugué. On sature avec de la chaux, de façon à obtenir des sulfotoluates de chaux. On transforme en sel alcalin par addition de carbonate de soude. On sépare par la filtration le sel de soude formé, on le fait dessécher. On traite ce sel par du pentachlorure de phosphore sec.

Ce chlorure liquide est transformé en sulfamide de toluène à l'aide du carbonate d'ammoniaque et de la chaleur. L'acide carbonique se dégage et il reste du chlorure de sodium et du sulfamide de toluol que l'on lave et que l'on traite par le permanganate de potasse et le peroxyde de plomb. Il ne reste plus qu'à précipiter la saccharine de sa combinaison saline, ce que l'on obtient au moyen de l'acide chlorhydrique ou de l'acide sulfurique, et à faire cristalliser dans l'eau la saccharine que l'on obtient ainsi parfaitement pure.

PROP. PHYS. — D'après MM. Adeno et Masso, la saccharine est inoffensive, elle passe dans les urines sans modification, elle ne passe ni dans le lait, ni dans la salive; introduite sous la peau, elle est absorbée. Salkowski est arrivé aux mêmes résultats, mais le Dr Worms a prouvé que la saccharine ne convient pas à tous les estomacs. Les accidents qu'on lui attribue pourraient tenir soit à son impureté, soit à une action antifermentescible qui suspend le pouvoir digestif des sucs gastrique et pancréatique; enfin, à la perméabilité ou à la non-perméabilité des reins. En cela, la saccharine ressemblerait à l'acide salicylique. Ces deux substances, très voisines l'une de l'autre, paraissent offrir des dangers quand elles sont ingérées par les malades dont les reins ne sont pas en bon état.

Les gouvernements français et espagnol ont interdit l'addition de la saccharine dans les aliments, tandis que la Suisse, l'Angleterre et l'Autriche n'y voient aucun inconvénient.

PROP. THÉR. — Ses propriétés sucrantes et son inactivité sur le foie l'indiquent pour sucrer les mets ou les tisanes des diabétiques. On l'utilise aussi dans l'obésité, pour combattre l'embonpoint et faire maigrir.

PROP. BACT. — Ses propriétés antiseptiques la font utiliser dans l'antisepsie stomacale et intestinale, et dans le lavage de la vessie. M. le Dr Constantin Paul a déterminé son pouvoir antiseptique et a démontré qu'elle empêchait le développement du microbe de la fièvre purulente, de l'érysipèle et de la blennorrhagie.

MODE D'EMPLOI. — En tablettes, paquets de 5 centigrammes. — En injections, contre la gonorrhée et la cystite.

DOSE. — De 5 centigrammes pour sucrer une tasse de tisane ; se prescrit avec son poids de bicarbonate de soude.

Salicylacétol. — SYN. Salacétol.

PRÉP. — Il est obtenu par l'action de la monochloracétone sur le salicylate de soude.

DESC. — Il cristallise dans l'alcool en longues aiguilles fusibles à 71°, insolubles dans l'eau froide, difficilement solubles dans l'eau bouillante, dans l'alcool froid, la ligroïne, facilement solubles dans l'alcool chaud, dans l'éther, le sulfure de carbone, le chloroforme, le benzol.

PROP. PHYS. — Dans cette combinaison, l'acide salicylique est combiné à un corps non toxique.

Ce produit possède, au point de vue de l'antisepsie intestinale, toutes les propriétés du salol sans en avoir les inconvénients, représentés surtout par la toxicité du phénol qui entre dans la composition de cette dernière substance.

Le salacétol, composé de 75 p. 100 d'acide salicylique et de 25. p. 100 d'acétol, ne peut en aucune façon devenir toxique, l'acétol s'éliminant rapidement sous forme d'acétone.

PROP. THÉR. — Dissous dans l'huile de ricin (2 à 3 grammes pour 30), le salacétol est un médicament de choix contre toutes les infections intestinales : diarrhées estivales, affections cholériformes, choléra nostras. A la dose indiquée, il coupe dès le deuxième ou troisième jour les diarrhées infectieuses. M. Bourget a abandonné l'usage du laudanum et préfère la salacétol qui lui a également fourni de bons résultats pour la désinfection des voies urinaires, ainsi que dans le cas de rhumatisme subaigu ou goutteux. L'huile de ricin en augmente l'efficacité, en provoquant une sécrétion abondante de sucs alcalins, qui favorisent la dissociation du salacétol en ses deux principes constituants.

Mode d'emploi. Doses. — M. Bourget l'administre à la dose de 2 à 3 grammes aux adultes, et de 50 centigrammes aux enfants, dans les cas de diarrhée estivale ou cholériforme, dans le rhumatisme articulaire subaigu ou chronique, et pour réaliser l'antisepsie des voies urinaires.

Grâce à l'absence du phénol, le salacétol est moins dangereux que le salol, et les enfants le supportent très bien ; c'est ainsi que l'on peut donner, sans danger aucun, $0^{gr},5$ et même davantage à un enfant âgé d'un an.

Salinaphtol. Formule $C^{20}H^8(C^{14}H^6O^6)$. — Syn. — Salicylate de naphtol.

Desc. — Corps solide, blanc, insoluble dans l'eau, ne possédant ni odeur, ni saveur.

Prép. — On combine l'acide salicylique et le naphtol β, de la même manière que le salol (voir ce mot).

Prop. phys. — Se dédouble dans l'intestin seulement en ses composants sous l'influence du suc intestinal ; se retrouve dans l'urine sous forme d'acide salicylurique.

Prop. thér. — Étudié par Kobert et Lépine, qui lui ont reconnu des propriétés antipyrétiques, antirhumatismales et antiseptiques. Proposé pour remplacer le salol et mieux supporté dans le rhumatisme articulaire aigu. Il ne fatigue pas l'estomac et n'occasionne ni céphalalgie, ni bourdonnements d'oreilles.

Mode d'emploi. Doses. — En cachets, à la dose de 30 à 50 centigrammes, quatre fois par jour.

Salipyrine. — Formule $C^{22}H^{12}Az^2O^2.C^{14}H^6O^6$.

Desc. — Elle cristallise de ses solutions alcooliques en lames hexagonales qui fondent à 91°,5. Elle est soluble dans l'alcool et le benzol, peu soluble dans l'éther et à peine soluble dans l'eau. L'eau bouillante en dissout 4,4 p. 100 et l'eau froide 0,4 seulement. Chauffée avec l'acide sulfurique dilué, elle donne de l'acide salicylique et, avec la soude, de l'antipyrine.

Prép. — Préparée pour la première fois par Lüttke, qui l'obtient en chauffant au bain-marie poids moléculaires égaux d'acide salicylique et d'antipyrine et ajoutant ou non un peu d'eau. Les deux composants fondent et donnent ainsi naissance à une huile qui cristallise par refroidissement. On purifie par cristallisation dans l'alcool.

On la prépare aussi en agitant une solution aqueuse d'antipyrine avec une solution éthérée d'acide salicylique ; la salipyrine se sépare lentement en beaux cristaux.

On obtient encore de très beaux cristaux en mélangeant une solution pas trop concentrée d'antipyrine dans le chloroforme avec une solution éthérée d'acide salicylique.

Prop. thér. — Préconisé par le professeur Spica comme antipyrétique et agissant avec succès contre le rhumatisme articulaire aigu.

Le Dr Von Monsengeil avait remarqué que dans de nombreux cas d'influenza les malades ne présentaient aucune élévation de température et que lorsque à ces malades on ordonnait l'antipyrine il se produisait de l'abattement et de la dépression. M. Von Monsengeil trouva que dans les cas d'influenza sans fièvre, le vrai spécifique est la salipyrine. Il l'essaya sur beaucoup de malades et toujours avec succès, et sans les inconvénients que produisaient l'antipyrine ou la quinine. De même il a employé la salipyrine dans les cas de catarrhes de nature infectieuse, comme catarrhes de la muqueuse nasale ou les soi-disant refroidissements. Dans tous ces états la salipyrine lui a paru le spécifique par excellence.

D'après le Dr Guttmann, la salipyrine trouve son emploi dans le rhumatisme chronique et les névralgies. Certains malades en ont absorbé plus de 100 grammes en plusieurs jours sans en éprouver d'inconvénients. Cependant, dans un cas, la salipyrine a déterminé l'apparition d'un exanthème analogue à ceux que provoque l'antipyrine.

Mode d'emploi. Doses. — Cachets, à la dose de 50 centigrammes à 2 grammes par jour.

Salix nigra Michx. — Desc. — Arbuste de la famille des Amentacées-Salicacées, qui croît dans l'Amérique du Nord.

Prop. thér. — La tige est tonique, fébrifuge, amère et carminative. L'écorce est un puissant sédatif des nerfs et des organes génitaux des deux sexes. Elle a amené les résultats les plus favorables dans l'hystérie, l'hyperesthésie, les contractures, les névralgies faciale et uréthrale, les pertes séminales, la nymphomanie, la leucorrhée et la prostatorrhée.

Les racines sont purgatives et fébrifuges.

Cette plante peut remplacer le bromure de potassium avec avantage dans toutes ses indications.

Mode d'emploi. Doses. — Extrait fluide, 3 à 5 grammes par jour. — Extrait mou, de 30 à 60 centigrammes par jour.

Salocolle. — Syn. — Salicylate de phénocolle.

Desc. — Ce composé jouit des mêmes propriétés que le chlorhydrate de phénocolle, sans que son emploi soit suivi des phénomènes secondaires déterminés par ce dernier. Le salocolle possède une saveur sucrée; étant peu soluble dans l'eau, sa résorption dans l'organisme est plus difficile.

PROP. PHYS. — C'est un antipyrétique à action douce et certaine, un antinévralgique, un antirhumatismal. On le considère également comme un spécifique de l'influenza.

MODE D'EMPLOI. DOSES. — On l'administre en poudre à la dose de 1 à 2 grammes.

Salol. Formule = $C^{12}H^{4}(C^{14}H^{6}O^{6})$. — SYN. — Salicylate de phénol.

DESC. — Doit être incolore et insipide. Corps de réaction neutre, soluble dans l'alcool et insoluble dans l'eau.

PRÉP. — On chauffe à haute température poids moléculaires égaux de salicylate de soude et de phénate de soude, avec un perchlorure de phosphore. La réaction se traduit par la formation de salol et de produits secondaires, notamment du chlorure de sodium et de l'anhydride phosphorique. On traite le produit de l'opération par de l'eau, qui, s'emparant du chlorure de sodium et de l'anhydride phosphorique, permet d'isoler le salol que l'on purifie par des cristallisations répétées dans de l'alcool.

PROP. PHYS. — Le suc pancréatique opère dans l'économie le dédoublement des deux compléments que l'on retrouve dans l'urine.

PROP. THÉR. — Antiseptique et antipyrétique, préconisé par N. Nencky et Salhi. Il contient 38 p. 100 de phénol, il ne fatigue pas l'estomac. Il est usité contre les affections putrides de l'intestin; il est succédané du salicylate de soude contre les rhumatismes.

M. Cl. Ferreir l'a employé dans deux cas de fièvre jaune, en administrant, au début, l'ipéca, le calomel, le sulfate de quinine, à la dose de 80 centigrammes. Le salol fut donné par cachets de 30 centigrammes chacun, administrés de deux en deux heures, de façon à faire prendre 2^{gr},50 dans les vingt-quatre heures. Sous l'influence de ce traitement, la guérison fut obtenue, bien que les vomissements noirs se fussent déjà montrés.

Le salol a été employé dans l'antisepsie des voies urinaires contre la blennorrhagie et la cystite par MM. Dreyfous et Albarran, le premier a remarqué des succès et le second au contraire des insuccès.

Le Dr Nicolaier a expérimenté le salol dans le diabète; il donne 6 grammes par jour. Dans un cas l'effet fut excellent; en 8 jours le sucre disparut de l'urine; l'urée diminua de 1/5 et la quantité de l'urine atteignit la normale. La soif et la sensation d'accablement cessèrent; après la cessation du médicament, l'alimentation étant mixte, le sucre reparut dans l'urine au 9e jour seulement; 18 jours après la cessation du salol, le sucre dans l'urine atteignit le 1/3 de ce qu'il était avant l'administration du salol. Chez la même malade le salicylate de soude produisit un effet moindre; malgré l'exclusion des hydrocarbures de l'alimentation, le sucre dans l'urine n'a pas disparu complètement. Le salol a de nouveau fait disparaître le sucre de l'urine. Dans le 2e et le 3e cas, le sucre persistait dans l'urine, malgré l'exclusion stricte des hydrocarbures des aliments. Le salol fit disparaître le sucre tant que le traitement dura. Dans 3 autres cas, le salol n'avait eu aucune action. Les malades supportent en général bien ce médicament.

Mode d'emploi. Doses. — De 5 à 6 grammes par jour. — A l'intérieur, en cachets de 20 centigrammes, de 2 à 5 par jour.

Salophène C^{15}H^{13}AzO^5. — Syn. — Éther salicylique du paraamidophénol acétylique acetparaamidosalol.

Desc. — Cristaux lamellaires, blancs, inodores et insipides, insolubles dans l'eau, solubles dans l'alcool, l'éther. Il renferme 51 p. 100 d'acide salicylique.

Prép. — 1° On dissout dans l'alcool bouillant le paraamidophénol acétylique ou paraacétophénétidine, puis on ajoute l'éther salicylique, par refroidissement et par évaporation de l'alcool on obtient le salophène.

2° On le prépare encore en faisant réagir l'oxychlorure de phosphore sur un mélange à parties égales d'acide salicylique et de paranitro-phénol, réduisant l'éther formé pour transformer le groupement AzO^2 en AzH^2, et acétylénant finalement le paraamidosalol.

Prop. phys. — Il se dédouble en ses composants dans un milieu alcalin et non dans un milieu acide. C'est ainsi qu'il passe par l'estomac 'et se dédouble au niveau de l'intestin. Il se dédouble même en présence de la plupart des tissus organiques. Le salophène non dédoublé passe avec les matières fécales sans être absorbé.

Sa toxicité est notablement moindre que celle du salol.

Prop. thér. — Le Dr Guttman l'a employé avec succès dans le rhumatisme articulaire aigu, moins dans la fièvre typhoïde, la tuberculose, comme antipyrétique; moins aussi dans le rhumatisme articulaire chronique, la cystite, les névralgies.

Le Dr Caminer eut l'idée de s'en servir dans 10 cas de céphalée habituelle, rebelles à tous les antinévralgiques usités. Il prescrivit le salophène en cachets de 1 gramme chacun, à prendre 1 cachet toutes les 2 heures jusqu'à effet produit. Les résultats furent bons : les douleurs s'amendèrent petit à petit et cessèrent ordinairement après le troisième cachet, parfois même déjà après le deuxième.

cachet. — Même succès dans 2 cas de névralgie faciale (nerf sus-orbitaire); échec dans 1 cas de sciatique (22 grammes de salophène sans résultat aucun). — Dans quelques cas de migraine, l'auteur parvint à faire disparaître, par 2 ou 3 cachets de 1 gramme, toutes les deux heures, les prodromes de l'attaque; l'accès avait-il déjà éclaté, sa durée fut abrégée : au lieu d'une journée entière, il ne persista que pendant plusieurs heures. Les intervalles entre les accès ne devinrent pas plus rapprochés par suite du traitement par le salophène.

MODE D'EMPLOI. DOSES. — En paquets ou cachets, à la dose de 6 à 8 grammes par jour.

Salumine. — SYN. —. Salicylate d'aluminium.

DESC. — Poudre fine, d'un rouge pâle, cristalline, très difficilement soluble dans l'eau, mais soluble dans les alcalis, ce qui expliquerait son assimilation par les liquides de l'organisme, généralement alcalins.

La salumine soluble est un salicylate d'aluminium ammoniacal; elle forme une poudre d'un blanc jaunâtre qui se dissout facilement dans 9 parties d'eau en donnant une réaction neutre ; elle est plus soluble encore dans la glycérine; ses solutions concentrées, très stables se conservent très longtemps.

PROP. PHYS. — Ses propriétés astringentes en indiquent l'emploi dans le traitement des inflammations sèches du nez et du pharynx.

PROP. THÉR. — D'après M. le Dr P. Heymann, privat-docent de laryngologie, à la Faculté de Berlin, la salumine et ses préparations exercent sur les muqueuses une action à la fois astringente et irritante, et peuvent être employées avec avantage en insufflations ou en badigeonnages (salumine ammoniacale soluble) dans le traitement de l'ozène et de la pharyngite sèche. Elle produit dans l'ozène une forte sécrétion qui détache les croûtes et nettoie les fosses nasales; dans les cas de catharres pharyngés, on doit s'en servir à l'état de solution concentrée pour faire des badigeonnages énergiques.

Mode d'emploi. Dose. — La salumine s'emploie en solution au cinquième ou bien directement en poudre, pour insufflation.

Sarracenia purpurea L. — Syn. — Herbe vivace de Terre-Neuve.

Desc. — Plante de la famille des Nymphæacées, qui croît dans les marais de l'Amérique du Nord, de Terre-Neuve, de Saint-Pierre et Miquelon.

Prop. thér. — Les Indiens la considèrent comme un spécifique certain contre la variole et lui attribuent le pouvoir d'empêcher les cicatrices de cette maladie.

Diaphorétique et diurétique, employée contre la petite vérole. Elle est surtout usitée contre la goutte et la dyspepsie; elle stimule l'estomac et le cœur.

Mode d'emploi. Doses. — Poudre de rhizome, de 2 à 3 grammes par jour. — Extrait fluide, de 20 à 30 gouttes. — Infusion faite avec la poudre, à la dose de 1 à 2 cuillerées à café; on doit avaler le marc.

Schinus Molle L. — Desc. — Plante de la famille des Térébinthacées-Anacardiées, qui croît au Chili, au Pérou et en Algérie.

Les fruits produisent une huile qui a l'apparence de la térébenthine de Venise.

Prop. thér. — La résine, que l'on appelle *mastic américain*, jouit de propriétés purgatives. Le fruit séché en poudre a les mêmes usages que le cubèbe.

Scopolamine. — Prép. — Cet alcaloïde, extrait de la racine de la *Scopolia atropoïdes*, appartient, ainsi que l'atropine, l'hyosciamine, etc., au groupe chimique des tropéines. (E. Merck.)

SEL USITÉ : le chlorhydrate de scopolamine.

PROP. PHYS. — D'après les expériences de M. le professeur Kobert, la scopolamine, tout en étant un mydriatique, produirait certains effets physiologiques contraires à ceux de l'atropine. C'est ainsi qu'elle exercerait sur l'écorce cérébrale une action non pas excitante, mais paralysante, et qu'elle ralentirait le pouls au lieu de l'accélérer, comme le fait l'atropine.

PROP. THÉR. — Ainsi que l'ont montré les essais cliniques de M. le professeur Rahlmann, le chlorhydrate de scopolamine serait, en tant que médicament mydriatique, analgésique et antiphlogistique, supérieur à l'hyosciamine et à l'atropine. Il ne produirait jamais cette sécheresse de la gorge et cette excitation générale avec rougeur de la face et accélération du pouls qu'on observe parfois sous l'influence de l'atropine. D'autre part, n'exerçant sur la pression intra-oculaire aucune action appréciable, il pourrait, contrairement à l'atropine, être employé dans les états glaucomateux.

MODE D'EMPLOI. DOSES. — On se sert pour les instillations oculaires d'une solution de chlorhydrate de scopolamine à 1 ou 2 p. 100 qui, comme intensité d'action, serait l'équivalent d'une solution d'atropine 0,5 ou à 1 p. 100. (E. Merck).

Scopolia japonica MAX. — SYN. — *Scopolia lucida* Forst., Belladone du Japon.

DESC. — Plante de la famille des Solanacées, qui croît au Népaul et au Japon.

COMP. — Le professeur Eykmann dit avoir extrait de la racine un alcaloïde, qu'il a nommé *scopoléine* et un second appelé *rotoïne*.

PROP. THÉR. — Employé aux mêmes usages que la belladone, usité au Japon contre les ulcères de la cornée, l'iritis, la kératite.

Sélénium. — Prop. thér. — Le soufre et le sélénium appartenant à la même famille chimique, ayant des réactions parallèles et des propriétés physiques très voisines, M. le Dr Demontporcelet et M. Ch. Féry ont recherché s'il y avait également analogie entre les propriétés thérapeutiques de ces deux métalloïdes.

Le sélénium est beaucoup plus toxique que le soufre, et son emploi pour l'usage interne demande des études plus complètes; mais, employé en pommade (2 grammes de sélénium amorphe pour 30 grammes de vaseline), dans le traitement de certaines affections cutanées, il a donné des résultats satisfaisants, supérieurs à ceux qu'on obtient avec le soufre, dans les mêmes conditions.

Sérothérapie. — Syn. —Sérum-Thérapie.

La découverte des propriétés thérapeutiques du sérum des animaux immunisés vient de faire un grand pas et devient applicable à la médecine humaine. Ce sont les docteurs Héricourt et Richet qui ont trouvé les premiers, en 1888, que le sang des animaux rendus réfractaires à une septicémie spéciale qu'ils ont étudiée, possédait des propriétés vaccinales contre cette septicémie. Les mêmes physiologistes ont ensuite trouvé le traitement de la tuberculose par le sérum de chien vacciné; et plus tard Behring et Kitasato ont employé cette méthode contre la diphtérie et le tétanos.

La pratique, encore restreinte, de la sérothérapie, a prouvé que les sérums immunisants étaient d'autant plus actifs qu'ils étaient donnés à une époque plus rapprochée du début de la maladie. A ce moment quelques centimètres cubes en injection sous-cutanée suffisent parfois pour enrayer le mal. Plus tard, il faut pousser parfois jusqu'à 50 ou 100 centimètres cubes, et l'action est moins sûre.

Actuellement, la méthode sérothérapique, née en France, prend une grande extension, notamment en Angleterre, en Allemagne et en Italie. Elle a déjà trouvé son application à la tuberculose, à la rage à la diphtérie, au tétanos et à la pneumonie. Le professeur Landouzy lui a consacré une grande partie de sa leçon inaugurale, à la fin de l'année dernière. Il voit, dans les expériences déjà faites, les promesses d'une thérapeutique de l'avenir, et se demande si le jour n'est pas proche où un sang très longuement tuberculiné ne sera pas l'agent préventif et curatif de la tuberculose ; où un sang, très longuement ioduré, ne fournira pas un sérum antisyphilitique ?

TUBERCULOSE. — Dès 1889, les Drs Héricourt et Richet, partant de ce principe que le chien était relativement réfractaire à la tuberculose, pensèrent que cette immunité relative dépendait de ce fait que le sang de chien était ou impropre à la culture du bacille de Koch, ou même bactéricide. De là l'idée d'immuniser des animaux facilement tuberculisables, comme le lapin, contre la tuberculose inoculée en leur donnant préventivement du sang de chien, puis de traiter par le sang de chien bactéricide des lapins antérieurement rendus tuberculeux par inoculation. Les résultats sur les animaux furent très satisfaisants, et le Dr Héricourt appliqua alors la sérothérapie à l'homme, en injectant aux malades du sérum de sang de chien, ou *hémocyne*. Sans avoir l'action curative proprement dite contre la tuberculose chez l'homme, ce sérum de sang de chien normal se comportait comme un tonique et un reconstituant précieux toutes les fois que l'organisme malade n'avait pas absolument épuisé ses ressources. C'est alors que MM. Héricourt et Richet reconnurent que, pour être actif contre la tuberculose, le sérum devait être fourni par des chiens préalablement *vac-*

cinés contre la tuberculose. Ce sont d'ailleurs les mêmes auteurs qui ont démontré la vaccination anti-tuberculeuse chez le chien.

Tétanos. — MM. Behring et Kitasato, en 1891, ont établi, après expériences sur les animaux, les propositions suivantes : Le sang des lapins réfractaires au tétanos est susceptible de détruire les toxines du tétanos. Cette propriété peut se démontrer pour le sérum débarrassé de toute cellule. Cette propriété est si durable qu'elle persiste même après la transfusion dans l'organisme d'autres animaux ; elle permet ainsi un traitement de l'affection. Cette propriété manque dans le sang d'animaux non réfractaires.

Le sérum de lapin vacciné contre le tétanos a reçu de Behring le nom d'antitoxine.

Passant à l'application à la thérapeutique humaine, le Dr Renou en France, Kitasato en Allemagne, Tissoni et Cattani en Italie ont traité d'assez nombreux cas de tétanos par cette méthode, avec un succès variable. Le succès a été surtout obtenu quand les cas étaient traités tout à fait au début. En effet, le sérum antitoxique jouit de propriétés vaccinales très caractérisées, mais, pour le tétanos comme pour toutes les autres maladies contre lesquelles on l'a essayé, ses propriétés thérapeutiques immunisantes, après infection, sont beaucoup moins marquées.

Diphtérie. — Ce sont MM. Behring et Kitasato qui ont également fait connaître les propriétés vaccinales et thérapeutiques du sérum des animaux vaccinés contre la diphtérie. Depuis 1891, le traitement sérothérapique de la diphtérie a été appliqué aux enfants par un assez grand nombre de médecins, surtout en Allemagne, et tous ont constaté que ce traitement donnait des résultats bien supérieurs à tous les traitements connus. Enfin, M. Roux, de l'Institut Pasteur, a fait, au récent Congrès d'hygiène de Budapest, une importante communication dans laquelle il fait connaître les forts beaux résultats qu'il a obtenus de ce traitement à l'hôpital des Enfants-Malades. Cette communication fixe l'état actuel de la question.

M. Roux tire le sérum curatif du cheval, animal facile à vacciner contre la diphtérie par l'inoculation de doses croissantes de toxines extraites des cultures du bacille diphtérique. Le sérum, fourni par les chevaux ainsi vaccinés, a un pouvoir préventif supérieur à 50000, c'est-à-dire qu'un cobaye résiste à l'inoculation d'un demi-centimètre cube de culture virulente si on a lui a injecté, douze heures auparavant, une quantité de sérum égale à la cinquante millième partie de ce volume. On voit combien est active la propriété du sérum antitoxique.

Ce sérum est facile à conserver dans des flacons stérilisés, à l'obscurité, en y ajoutant un morceau de camphre fondu. Pour le transporter au loin, il est desséché dans le vide, et il retrouve ses propriétés quand on le dissout à nouveau dans 8 ou 10 fois son poids d'eau pure.

Du 1er février au 24 juillet 1894, M. Roux a traité 300 enfants diphtéritiques à l'hôpital des Enfants-Malades, par les injections sous-cutanées de ce sérum. La mortalité, qui antérieurement était de 51,71 p. 100, est tombée à 26 p. 100. Dans le même temps, les enfants traités par les méthodes habituelles à l'hôpital Trousseau, fournissaient une mortalité de 60 p. 100. On peut donc dire que le nouveau traitement diminue de moitié la mortalité des diphtériques.

A tous les enfants, à leur arrivée, M. Roux donnait 20 cc. de sérum, en une seule piqûre, sous la peau du flanc. Cette injection était répétée 24 heures après, et dans la grande majorité des cas, cette dose était suffisante pour conduire à bien la guérison. Étant donné le poids moyen des enfants (14 kilos), on voit

14.

que, dès la première injection, ils recevaient un peu plus du millième de leur poids.

La quantité minima de sérum employée pour le traitement d'une diphtérie a été de 20 cc. et la quantité maxima de 125 cc.

Sérum artificiel. — SYN. — Transfusions hypodermiques de sérum artificiel.

Le Dr Luton de Reims a eu le premier l'idée des injections de phosphate de soude contre la neurasthénie et les affections nerveuses.

1° Formule Huchard :

Eau distillée	100 grammes.
Phosphate de soude	8 grammes.
Sulfate de soude...................	4 grammes.
Chlorure de sodium..............	2 grammes.
Acide phénique neige...............	0gr,50 cent.

Injecter 3 fois par semaine 2 grammes de cette solution.

2° Formule Chéron.

M. le Dr Chéron a employé ces transfusions chez les neurasthéniques. Le sérum artificiel de M. Chéron a la formule suivante :

Acide phénique neigeux	1	gramme.
Chlorure de sodium..............	2	—
Sulfate de soude...................	8	—
Phosphate de soude..............	4	—
Eau distillée	100	—

On injecte, tous les 2 ou 3 jours, dans les cas moyens, tous les jours, dans les cas graves, 5 à 10 grammes de cette solution, dans la région rétro-trochantérienne. L'injection n'est pas douloureuse et, par conséquent, est facilement acceptée par les malades.

3° Formule du professeur Hayem.
Le liquide injecté est formé de :

Eau distillée stérilisée.............	1000 grammes.
Chlorure de sodium pur..........	5 —
Sulfate de soude.................	10 —

La dose du liquide, maintenu à la température de 38°, a été de 2 litres pour les adultes, et proportionnellement moindre pour les adolescents et les enfants.

PROP. THÉR. — Cent cinquante malades atteints du choléra pernicieux ont été traités, par la transfusion intraveineuse de sérum artificiel stérilisé, suivant la m éthode de Hayem, en employant le transfuseur de Colin au lieu de la poire en caoutchouc, et en pratiquant toujours les injections dans la veine saphène interne immédiatement au-dessus de la malléole.

Cette transfusion n'est qu'un des actes d'une thérapeutique variée, dont l'acide lactique a été la base. Elle n'est faite que pour restituer à la masse sanguine le sérum dont elle vient d'être dépouillée ; mais elle ne détruit pas les produits toxiques, ne tue pas les microbes. Elle permet de gagner du temps et favorise l'action des remèdes.

4° Formule Crocq :

Phosphate de soude neutre........	2 grammes.
Eau distillée	100 —

Injecter un gramme par la méthode sous-cutanée.

PROP. THÉR. — Selon Crocq, Luys et Lutaud, qui ont expérimenté cette formule, le phosphate de soude neutre est supérieur aux liquides organiques. Une seule injection suffit pour réveiller la vitalité ; les forces musculaires reviennent, l'appétit renaît, l'esprit s'éveille. Ces bons effets persistent plusieurs jours et il faut renouveler l'injection plus ou moins souvent selon la dépense de l'individu. Chez les femmes neurasthéniques et névropathes, Lutaud a obtenu d'excellents résultats.

Sickingia rubra Schum. — Syn.—Arariba, Casca de arariba.

Desc. — Plante dela famille des Rubiacées, qui croît au Brésil.

Var. — Arariba rouge. — Arariba blanc.

Part. empl. — L'écorce.

Comp. — D'après Reith et Wohler, l'écorce contient un alcaloïde, *l'araribine* $C^{23}H^2Az^4$. Elle contient une grande quantité de tannin et une matière colorante rouge.

Prop. thér. — L'écorce est employée en décoction contre les fièvres intermittentes.

Mode d'emploi. Doses. —Décoction de 30 grammes d'écorce pour 1000 grammes d'eau, à prendre dans les 24 heures.

Siegesbeckia orientalis L. — Syn. — Herbe divine.

Desc. —Plante de la famille des Composées, qui croît en Perse, au Japon et à l'île Maurice.

Comp. — Contient un principe amer, la *darutyne* (Auffray).

Prop. thér.—Altérant, dépuratif énergique, d'une grande efficacité dans le traitement des dartres et des ulcères; employé à l'intérieur comme antisyphilitique et contre les affections des organes génitourinaires; à l'extérieur, contre l'herpès circiné et la teigne faveuse; de plus sudorifique.

Mode d'emploi. Doses. — Extrait aqueux, 60 centigrammes dans un sirop. — Teinture à 1/8, de 4 à 8 grammes.

Simaba Cedron Pl. — Desc. — Arbre de la famille des Rutacées, qui croît au Vénézuéla, à la Nouvelle-Grenade et à la Guyane.

Comp. — Contient un alcaloïde, la *cédrine* (Lévy).

Prop. thér. — Tonique, stomachique, antispasmodique, antipériodique et fébrifuge, employé dans la malaria et les dyspepsies. W. Hooker dit que c'est une plante précieuse comme tonique amer.

Du Coignard loue son action fébrifuge qu'il a observée, étant à la Nouvelle-Grenade, mais son action n'est pas aussi certaine que celle de la quinine. Il constate aussi que c'est un excellent remède contre les troubles de l'estomac.

Le Dr Purple, de New-York, a constaté ses bons effets dans les fièvres intermittentes.

Rayer affirme son efficacité dans les fièvres intermittentes à la dose de 50 centigrammes à 1 gramme par jour. A dose plus élevée, il occasionne des nausées et de la diarrhée.

Le cédron a été préconisé contre la rage.

Employé comme alexipharmaque contre la morsure des serpents. M. le Dr Saffray à la Nouvelle-Grenade et le Dr Bousseau en France ont obtenu des cures dans des cas désespérés.

D'après le Dr Guier, de Costa-Rica, le cédron lui aurait rendu de signalés services contre le choléra, les coliques et les névralgies faciales.

Le Dr Thomson l'a administré avec succès contre la goutte.

Mode d'emploi. Doses. — Comme alexitère, une noix pulvérisée dans 50 grammes de vin blanc, à prendre en une seule fois, avec le marc. — Usage externe, lavage de la plaie avec une macération d'une noix pulvérisée dans 10 grammes d'alcool. — Extrait fluide, de 25 centigrammes à 1 gramme. Toutes les quatre heures, comme fébrifuge. — Poudre de graine, de 20 centigrammes à 1^{gr},50.

Simulo. — DESC. — Plante de la famille des Capparidacées, attribuée suivant Hale White au *Capparis coriacea* et suivant d'autres au *Capparis oleoides*. Elle croît au Pérou et en Bolivie. Le fruit est une baie, ressemblant à une groseille.

PROP. THÉR. — Cette plante possède des propriétés antiscorbutiques et stimulantes. Elle est surtout antispasmodique et antinerveuse ; elle possède une vertu hypnotique. Dans l'épilepsie, M. Hale White en a obtenu de bons effets, sans guérison. M. le Dr Larrea et M. le Dr V. Poulet ont obtenu des succès dans l'épilepsie et surtout dans l'hystérie fruste.

Elle remplace avec avantage les bromures, dans les cas où ils sont nuisibles ou contre-indiqués.

Le Dr Poulet en a obtenu de bons effets dans l'ovaro-salpingite qui se manifeste assez fréquemment chez les hystériques, après les époques menstruelles. Il recommande d'en faire usage aussitôt que possible et de l'administrer à la dose de 3 à 4 grammes de teinture par jour. Ce médicament calme rapidement la douleur intolérable de la partie tuméfiée et la résolution s'opère en quelques jours. Ces conclusions sont tirées de trois observations favorables.

MODE D'EMPLOI. DOSES. — Teinture à 1/8, de 2 à 8 grammes. — Extrait fluide, de 9 à 14 grammes, trois fois par jour. — Pilules de simulo.

Fruits de simulo................... 10 grammes.
Excipient .... q. s.

Faites 50 pilules de 20 centigrammes, 6 par jour.

Soja hispida Mœnch. — DESC. — Plante de la famille des Légumineuses, originaire du Japon et de l'Indo-Chine acclimatée en Autriche. Utilisée comme aliment.

PROP. THÉR. — Préconisée par M. Lecerf pour l'alimentation des diabétiques, cette graine ne contenant pas d'amidon.

MODE D'EMPLOI. — M. Lecerf a préparé des pains, gâteaux et biscuits pour l'usage des diabétiques.

Soymida febrifuga JUSS. — SYN. — *Swietenia febrifuga* Roxb.

DESCR. — Arbre de la famille des Méliacées, qui croît dans l'Inde.

COMP. — Contient une résine amère, du tannin et de l'amidon.

PROP. THÉR. — Astringent tonique et antipériodique dans les fièvres intermittentes, la débilité, la diarrhée, la dysenterie, la gangrène et la fièvre typhoïde, les maladies infectieuses et la cachexie.

MODE D'EMPLOI. DOSES. — Poudre d'écorce, 3 grammes, deux fois par jour. — Décoction de 80 grammes d'écorce par 500 grammes d'eau, en gargarismes, injections, lavages.

Sozoiodol. — SYN. — Acide diiodoparaphénylsulfurique.

DESC. — Il a une composition chimique qui lui permet de s'allier avec presque tous les métaux. Les composés de sodium, d'aluminium, de magnésium, de plomb et de zinc se dissolvent aisément dans l'eau et dans la glycérine, tandis que les sels de potassium, d'ammonium, de baryum, de mercure et d'argent sont difficilement solubles.

PRÉP. — On l'obtient en traitant la benzine biiodée par l'acide sulfurique fumant, saturant par du carbonate de plomb, filtrant, et décomposant le sel de plomb par l'hydrogène sulfuré et évaporant la solution aqueuse, d'où il cristallise. Il contient 42 p. 100 d'iode.

PROP. THÉR. — C'est un puissant antiseptique, succédané inodore de l'iodoforme. Il surpasse l'iodoforme par son action rapide dans les ulcérations tuberculeuses et scrofuleuses, dans les affections des organes de la génération, telles que la gonorrhée et la syphilis. Les sels de sozoiodol ont aussi donné d'excellents résultats dans les maladies invétérées de la peau, le catarrhe chronique du nez, l'ozène, la laryngite. Comme antiseptiques, en chirurgie, ils sont très utiles, accélérant la guérison sans produire d'accidents, qu'on les emploie purs ou mélangés avec l'amidon, la vaseline ou l'axonge.

Spartéine. — DESC. — Alcaloïde du genêt, *Spartium scoparium* L. Liquide huileux, amer, insoluble dans l'eau, qui forme avec l'acide sulfurique un sel cristallisable, soluble dans l'eau.

MODE D'EMPLOI. DOSES. — Potion, 2 centigrammes par 20 grammes de sirop, 3 à 4 fois par jour. — Pilules de 1 centigramme, de 2 à 10 fois par jour.

Spartéine (Sulfate de). — PROP. PHYS. — Son action physiologique a été expérimentée par Laborde.

PROP. THÉR. — Il produit des effets remarquables sur le cœur, sans troubler la digestion, ni le système nerveux. D'après M. Germain Sée, il relève le cœur et le pouls, et sous ce rapport il ressemble à la digitale et au muguet; mais ses effets sont plus prompts et plus durables.

MODE D'EMPLOI. DOSE. — Solution aqueuse, à la dose de 10 centigrammes.

Strontiane (Sels de). — PRÉP. — On prépare les sels de strontiane en saturant de l'hydrate de strontiane pur ou du carbonate de strontiane pur par l'acide minéral ou organique dont on veut avoir le sel.

Sᴇʟs ᴜsɪᴛᴇ́s. — Sels solubles : bromure, iodure, azotate, lactate.

Sels insolubles : phosphate, hypophosphite, borate.

Ces sels doivent être chimiquement purs.

Rᴇ́ᴀᴄᴛ. — On doit essayer le sel en ajoutant à sa solution assez étendue de l'acide hydrofluosilicique ou une solution de chromate de potasse pur, il ne doit pas se faire immédiatement de précipité.

Pʀᴏᴘ. ᴘʜʏsɪᴏʟ. — M. le Dʳ Laborde a fait des expériences comparatives des sels de strontiane, de chaux et de baryte, et il a reconnu, par de nombreux essais avec des sels solubles et insolubles, que la strontiane avait une complète innocuité.

M. le Dʳ Féré a prouvé par une série d'expériences que les sels de strontiane étaient physiologiquement les plus inoffensifs après ceux de soude.

Les sels de strontiane n'ont pas l'action diurétique qu'on leur supposait.

Le bromure de strontium est mieux toléré que le bromure de potassium et peut lui être substitué avec avantage dans les cas où celui-ci est indiqué.

Bien plus, les sels de strontiane excitent l'appétit, facilitent et augmentent les phénomènes d'assimilation et de nutrition et font augmenter le poids du corps. Enfin ils sont antiseptiques pour le tube digestif.

Le phosphate de strontiane est nutritif et reconstituant.

Pʀᴏᴘ. ᴛʜᴇ́ʀ. — M. le Dʳ Paul Constantin a essayé l'action des sels de strontiane au point de vue thérapeutique; la dose quotidienne de lactate de strontiane était de 8 à 10 grammes par jour; il a obtenu la guérison de néphrite parenchymateuse chronique avec albuminurie intense. Avec l'administration du médicament, l'albumine diminuait sensiblement chaque jour et la quantité augmentait dès qu'on cessait l'emploi.

Les sels de strontiane sont appelés à rendre des services dans les néphrites parenchymateuses rhumatismale, scrofuleuse, goutteuse, dans l'albuminurie des femmes enceintes et des nouvelles accouchées.

M. le Dr Germain Sée a étudié l'emploi des sels de strontiane, et en particulier du bromure en thérapeutique ; il offre sur le bicarbonate ou le citrate de soude les avantages d'être autant désacidifiant que le bicarbonate ou le citrate de soude pour l'estomac, l'organisme entier, sans crainte d'anémie ou de diarrhées. Dans les dyspepsies, la quantité des gaz diminue et dans les dilatations d'estomac, la digestion se fait d'une façon complète. Enfin le bromure réussit contre l'épilepsie et la maladie de Bright.

M. le Dr Féré, médecin de Bicêtre, considère le bromure de strontium comme succédané, même dans le traitement de l'épilepsie, du bromure de potassium ; il a de plus, sur ce dernier, l'avantage d'être bien toléré et de ne créer aucun accident.

M. le Dr Dujardin-Beaumetz s'est servi avec avantage du bromure de strontium, qui est mieux toléré par l'estomac que les autres bromures alcalins. Mais il faut surtout que le bromure de strontium soit absolument pur.

Vulpian et Ismaïl Hassan ont prescrit dans le rhumatisme chronique, l'azotate de strontiane aux doses journalières de 14 à 20 grammes ; mais comme pour l'albuminurie, dès qu'on cessait le médicament, les douleurs et les gonflements articulaires reparaissaient.

Enfin, M. le Dr Huchard propose de les employer dans l'antisepsie intestinale.

Mode d'emploi. Doses. — Sels de strontiane solubles (lactate, bromure, iodure) : solutions à 100 grammes pour 500 grammes d'eau, à la dose de 2 à 4 cuillères à soupe par jour. Sirop d'écorces d'oranges amères : 75 grammes de sel pour 500 ; de 5 à 6 cuillères par jour.

Sels insolubles (phosphate, hypophosphite), cachets de 5 grammes à la dose de 1 à 5 par jour.

Dose maxima des sels de strontiane 20 grammes par jour.

Strophanthus. — Desc. — Plante grimpante de la famille de Apocynacées, qui croît en Guinée, au Sénégal, au Gabon et dans l'Afrique équatoriale.

La tige, dont l'épaisseur diamétrale varie de cinq à quinze centimètres, forme sur le sol des cercles qui font penser à un boa constrictor, puis s'élance sur les arbres voisins, courant de branche en branche. Les fruits croissent deux à deux horizontalement et arrivent à maturité en septembre.

Les naturels s'en servent pour la préparation d'un poison de flèches (*Kombe*).

Plusieurs variétés ont été décrites par M. Blondel. Les seules qui présentent de l'intérêt sont : 1° *Strophanthus hispidus* DC. (Guinée et Sénégal); 2° *Strophanthus kombé* (centre de l'Afrique); 3° *Strophanthus glabre* (Gabon).

Comp. — MM. Hardy et N. Gallois ont découvert dans l'aigrette de la semence, l'*inéine,* glucoside ayant une action sur le cœur.

M. Catillon le premier a extrait de la *strophanthine* cristallisée du Kombé.

La formule est $C^{31}H^{48}O^{12}$, d'après l'analyse qu'en a faite M. Arnaud.

M. Catillon et M. Arnaud ont prouvé que le strophanthus glabre contenait 45 à 50 grammes de strophanthine par kilogramme, tandis que le strophanthus Kombé en donnait seulement 4^{gr},5 à 9 grammes.

M. Catillon a montré que la strophanthine du Kombé et la strophanthine du glabre sont des corps différents. La première cristallise en aiguilles et dévie à droite le plan de polarisation. La seconde se présente sous forme de belles tablettes aplaties, rectangulaires, et dévie à gauche. Selon M. Arnaud elle est identique à l'ouabaïne. (Voy. *Ouabaio*, p. 193.)

Prop. physiol. — M. Gley a montré que les deux strophanthines et l'ouabaïne avaient les mêmes effets physiologiques.

Prop. thér. — M. Fraser emploie la teinture de .semences : elle possède des propriétés analogues à la digitale, elle accélère les mouvements du cœur ; de plus elle a l'avantage de ne pas contracter les artérioles.

MM. Huchard (en 1886), Dujardin-Beaumetz (en 1887) ont constaté que le strophantus était un excellent tonique du cœur, aussi actif que la digitale et réellement diurétique. M. Huchard s'est servi d'une teinture au cinquième, qu'il nomme *teinture française*, pour la distinguer des *teintures anglaises;* il l'a prescrite d'abord à la dose de dix gouttes et a pu continuer jusqu'à quatorze et seize gouttes par jour.

M. Bucquoy prescrit de 2 à 4 granules à un milligramme d'extrait de strophanthus ; il obtient des effets très utiles sur les cœurs fatigués et les asystoliques. La diurèse est plus rapide que celle que produit la digitale, mais non moins énergique.

Dans 5 cas de goitre, S. T. Yount-Lafayette a obtenu des succès avec le traitement par la teinture de strophantus. Il commence par prescrire la teinture à la dose de 10 gouttes par jour répétée 3 fois par jour ; petit à petit il l'augmente jusqu'à 16 gouttes,

3 fois par jour. Ordinairement le traitement demande 2 mois environ.

MODE D'EMPLOI. DOSES. — On se sert de la teinture à divers titres, de l'extrait hydro-alcoolique et du glucoside en granules.

M. Fraser prépare la teinture en prenant 1 partie de semences et 8 parties d'alcool concentré.

M. Martindale prend 1 partie de semences et 20 parties d'alcool.

La formule de Helbing paraît meilleure et devrait être suivie pour obtenir un produit uniforme. On doit sécher la semence à 45°, sans employer l'aigrette ni l'enveloppe ; pulvériser et extraire l'huile au moyen de l'éther ; le résidu est séché de nouveau et on prépare la teinture par macération de 1 partie sur 20 parties d'alcool à 90°.

On prescrit la teinture, de 5 à 20 gouttes, à prendre deux fois par jour, seule ou avec de l'eau de laurier-cerise. La teinture est très amère, légèrement colorée en jaune.

M. Catillon indique des granules d'extrait hydro-alcoolique à 1 milligramme, à la dose de 1 à 4 granules par jour.

La strophanthine est tellement active que son pouvoir toxique est de 1/2 milligramme pour 1 kilo d'animal ; on doit la donner avec précaution. La dose habituelle est de 1 granule à 1/10 de milligramme ; dose maxima 1/2 milligramme.

Suc pulmonaire. — PRÉP. — Ce liquide a été préparé par M. le docteur Ferré, professeur de médecine expérimentale, à la Faculté de Médecine de Bordeaux, d'après le procédé suivant : on prend 20 grammes de poumon de mouton coupé en petits morceaux, on les fait macérer pendant une demi-heure dans 60 grammes de glycérine, on ajoute 120 grammes d'eau bouillie naphtolée à saturation et on laisse macérer le tout pendant une demi-heure; puis on filtre, on introduit dans l'appareil de d'Arsonval et on filtre de nouveau à la pression de 60 atmosphères après avoir laissé la solution pendant vingt minutes en contact avec de l'acide carbonique.

PROP. THÉR. — Le professeur A. Demons, et le Dr W. Binaud, ont eu recours avec un succès apparent aux injections de suc pulmonaire dans un cas d'ostéo-arthropathie systématisée dont les manifestations cliniques et pathogéniques concordaient en tous points avec les symptômes de la maladie de Marie.

Dans l'observation de MM. Demons et Binaud, il s'agissait d'un homme de trente-cinq ans qui était atteint d'une pleurésie purulente et d'une fistule déterminée par un traumatisme. Neuf à dix mois après cette maladie, on vit apparaître les premières manifestations ostéo-articulaires, qui depuis lors évoluèrent chroniquement.

L'examen bactériologique des crachats du malade ayant donné un résultat négatif, MM. Demons et Binaud se décidèrent à lui faire des injections de liquide pneumique.

Les injections de cette préparation ont été faites au moyen de la seringue de Pravaz dans la région scapulaire, avec toutes les précautions usuelles de l'antisepsie. Elles ont été répétées tous les trois jours environ et ont toujours été bien supportées, n'ayant donné lieu qu'à une sensation de brûlure qui disparaissait au bout de vingt minutes environ.

Sous l'influence de ce traitement le trajet fistuleux thoracique s'est fermé définitivement après la vingt-neuvième injection et les manifestations ostéo-arthropathiques se sont arrêtées dans leur évolution. Après soixante injections, l'état général du malade s'est considérablement amélioré, les mouve-

ments de flexion des doigts et des mains se sont
rétablis, et la force musculaire des mains s'est notablement accrue.

Sucupira. — Syn. — *Bowdichia major.*

Desc. — Arbre de la tribu des Sophorées, famille des
Légumineuses-Papilionacées, qui croît au Brésil.

Part. emp. — L'écorce.

Comp. — M. H. Petit a retiré de l'écorce un alcaloïde nettement défini.

Prop. thér. — L'alcaloïde a une action stupéfiante
mydriatique.

L'écorce est employée dans les affections goutteuses
et rhumatismales ; elle est regardée comme dépura-
tive, fébrifuge et comme utile dans toutes les formes
de l'arthritisme.

La racine est employée contre les affections
syphilitiques.

Sulfocaféate de soude. — Syn. — On a dénommé
symphorol ou nasrol les caféinesulfates ou sulfocaféinates. Ainsi le caféinesulfate de soude est appelé
« symphorol de sodium », celui de lithine, « symphorol de lithine » et celui de strontium « symphorol de
strontium ».

Prop. phys. — Heinz, privat-docent et assistant à
l'Institut pharmacologique de la Faculté de médecine
de Breslau, a préparé un acide sulfo-caféique dont
les sels de soude, de lithine et de strontium n'influencent nullement le centre vaso-moteur, tout en
permettant à la caféine qu'ils contiennent d'exercer
sur les reins son action diurétique.

Après s'être convaincu de l'innocuité de ces sels
chez les animaux, l'auteur les a expérimentés sur
l'homme. Il a trouvé que les sulfocaféates de soude,
de lithine et de strontium, administrés à la dose de

4 à 6 grammes par jour, arrivent presque à doubler chez l'homme sain la quantité d'urine émise en vingt-quatre heures. Le médicament est toujours bien supporté par l'estomac. Il ne produit aucun trouble de l'appétit, de la digestion, ni du péristaltisme intestinal, et n'altère nullement les urines, qu'il ne rend jamais albumineuses ni sucrées. L'état général, le pouls, la pression sanguine et la respiration n'accusent aucune modification appréciable.

Prop. thér. — En dehors des différentes formes de l'hydropisie, les sulfocaféates paraissent trouver leur indication dans le traitement de l'obésité et de la dégénérescence graisseuse du cœur, dans lesquelles ils doivent agir favorablement, en déshydratant l'organisme.

Le sulfocaféate de lithine conviendrait peut-être

La racine est employée contre les affections syphilitiques.

Sulfocaféate de soude. — Syn. — On a dénommé symphorol ou nasrol les caféinesulfates ou sulfocaféinates. Ainsi le caféinesulfate de soude est appelé « symphorol de sodium », celui de lithine, « symphorol de lithine » et celui de strontium « symphorol de strontium ».

Prop. phys. — Heinz, privat-docent et assistant à l'Institut pharmacologique de la Faculté de médecine de Breslau, a préparé un acide sulfo-caféique dont les sels de soude, de lithine et de strontium n'influencent nullement le centre vaso-moteur, tout en permettant à la caféine qu'ils contiennent d'exercer sur les reins son action diurétique.

Après s'être convaincu de l'innocuité de ces sels chez les animaux, l'auteur les a expérimentés sur l'homme. Il a trouvé que les sulfocaféates de soude, de lithine et de strontium, administrés à la dose de